La haine de l'autre, exutoire de la haine de soi

Approche clinique

Psycho - logiques

Collection fondée par Philippe Brenot
et dirigée par Joël Bernat

Sans exclusives ni frontières, les logiques président au fonctionnement psychique comme à la vie relationnelle. Toutes les pratiques, toutes les écoles ont leur place dans Psycho - logiques.

Dernières parutions

Matthieu JULIAN, *L'insomnie chronique à l'adolescence. Genèse, fonctions et facteurs de chronicisation*, 2023.
Claude BERGHMANS, *Spiritualité et santé mentale. Approches thérapeutiques émergeantes*, 2023.
Nicolas SAJUS, *Souffrance sans influence. Pour une éthique de la relation d'aide*, 2023.
Marie Claude BARBIN, *Briser les silences, Témoignage d'une psychologue*, 2023.
Liviu POENARU, *Inconscient économique*, 2023.
Sonya ZADIG, *Traitement de la maladie psychique en terre d'Islam. Étude de la dépression chez des femmes tunisiennes post-Printemps arabe*, 2023.
Marie LORCHER, *La perversion narcissique dans son lien à l'autre*, 2023.
Patrick Ange RAOULT, *Le doctorat professionnel des psychologues. Une aporie face au pouvoir médical* ? 2023.
Gilles MARCELLOT, *Psychothérapie de l'invisible. Le sens et la preuve*, 2023.
Paul MARCIANO, *Dictionnaire de 52 concepts concernant l'enfant et l'élève a l'école. Approches pluridisciplinaires,* 2023.
Suzanne SCHMITT, *Dictionnaire illustré de l'écriture*, 2023.
Laurence VAIVRE-DOUVRET, *La toxicomanie au crack en Île-de-France : état des lieux, recommandations et plan d'action,* 2023.
Michel PINARDON, *Conseils à un jeune professionnel en psychiatrie*, 2023.

Gérard Netter

La haine de l'autre, exutoire de la haine de soi

Approche clinique

Préface de Jean-Noël Mabiala

L'Harmattan

Du même auteur

Romans :

Enterrement à Ostende, Paris, Les impliqués, 2023.
Rhinocérite 19, Paris, Orizons, 2021.
L'étrange affaire Tiburce Petitpas, Paris, L'Harmattan, 2019.
Derrière les rideaux jaunes, Paris, L'Harmattan, 2017.
Le secret de Samuel Liberman, Paris, Complicités, 2014.

Témoignage :

Témoignage d'une petite fille rwandaise. De l'exode à l'exil. Paris, L'Harmattan, 2017, (avec Marie Chantal Nyirianeza).

Poésie :

Fragments, esquisses et autres bribes, Paris, L'Harmattan, 2019.
Dialogue entre elle et lui, Paris, Jets d'encre, 2011.

Essais :

Le trouble de l'enseignant face à l'échec scolaire d'un enfant adopté, Paris L'Harmattan, 2005.
Sous la direction de Jean-Sébastien Morvan :
Approche clinique des professions d'enseignements, d'éducation et de soins, Paris, L'Harmattan, 2020.
Le sujet handicapé. Évocation du lien psychique et social, Paris, L'Harmattan, 2013.
Espaces éducatifs et thérapeutiques, Paris, Fabert, 2007.

5-7, rue de l'Ecole-Polytechnique, 75005 Paris
http://www.editions-harmattan.fr
ISBN : 978-2-336-42289-3
EAN : 9782336422893

Préface

Tout commence par une rencontre des plus improbables avec Gérard NETTER, à travers les réseaux sociaux, le 1er novembre de l'année 2019. Après avoir visionné son interview proposée par Jeanne Orient dans son émission Ricochets, je lui adresse ce message. « Je ne connaissais pas votre travail. J'ai eu de la peine à décrocher de votre vidéo, tellement elle apporte un éclairage scientifique à des concepts et idées qui traduisent mon parcours et mon questionnement, justement sur ce concept d'identité en miroir avec celui d'altérité, afin d'élaborer un travail sur l'interculturalité... Au plaisir d'avoir l'occasion d'un échange de vive voix avec vous, pour vous demander conseil, aide, voire intervention dans le centre de formation que je viens de créer à Lyon autour de cette problématique de l'interculturalité. En attendant, je commande tout de suite votre dernier livre *L'étrange affaire Tiburce Petitpas* ! À bientôt. »

Si le décor de notre collaboration scientifique se trouve ainsi planté dans ce dialogue, rien ne laissait présager que nos chemins de vie se croiseraient. Scientifiquement, Gérard sort (à la retraite) du monde universitaire où il était entré un peu comme par effraction, en soutenant une thèse en psychologie clinique de l'éducation, à la suite d'un parcours déjà atypique d'enseignant spécialisé ; tandis que moi-même j'y séjourne encore, presque en clandestin (ne me sentant jamais nulle part à ma place), en tant qu'enseignant chercheur vacataire, mais titulaire sur un poste administratif, dans la même université.

Pourtant, professionnellement et surtout humainement, lui et moi avons en commun la tendance à flirter avec *l'ambivalence d'identité*, notion chère à l'anthropologue François LAPLANTINE.[1]

Les échanges sus-cités eurent lieu peu de temps après la création en 2019, à Lyon, du Centre de formation et de recherches FC-ONLY. Celui-ci se veut une école du rapport à l'autre, avec le souci de contribuer à ancrer dans nos sociétés de plus en plus multiculturelles et multi-cultuelles, la culture du « Vivre Ensemble et Travailler en Bonne Interculturalité ou en Bonne Intelligence ». Enthousiasmé par le projet, Gérard a participé à la conférence inaugurale de janvier 2020, intitulée *Identité–Altérité–Interculturalité*, en abordant cette part d'ombre enfouie en nous, où se cachent des forces qui peuvent faire entrave. L'inauguration devait souligner les objectifs et les enjeux du centre : interroger le rapport à l'autre, sous différentes approches disciplinaires, pour sensibiliser les citoyens et former les acteurs professionnels d'aujourd'hui et de demain à contenir les difficultés de la relation d'altérité. Comme le dit Gérard, « le rapport à l'autre revient à un rapport à soi, à travers cet autre, inquiétant et étrange, qui est en nous-même, notre double, double menaçant, double défaillant, que l'on découvre en miroir dans le regard de l'autre ». Depuis un dialogue s'est instauré et se poursuit autour des formations coanimées à l'attention des étudiants en alternance des écoles d'ingénieurs de l'industrie de Lyon et de Vernon, de l'équipe de l'association ANA-NOUR[2], du personnel de la Maison des adolescents de l'Ain et de celui de la petite enfance de la Mairie du Cannet...

---

[1] F. Laplantine, *Je, nous et les autres*, Le Pommier, 1999

[2] ANA-NOUR est une association de solidarité internationale dont l'action, dans le domaine de l'éducation, est tournée vers l'Afrique.

La sortie du film d'Aurélia PERREAU et Alain MABANCKOU, intitulé Noirs en France, nous a donné l'idée d'organiser le 20 févier 2023 une conférence sur le thème « La haine de l'autre, exutoire de la haine de soi », repris ici comme titre de l'ouvrage et auquel Gérard se réfère. Les différents témoignages évoqués par ce film renvoient tous à des préjugés et à des à stéréotypes qui convoquent à la fois assignation identitaire, dénégation d'humanité et intériorisation de l'autodépréciation. Il est prévisible alors qu'une telle violence faite à l'autre, dans le mépris de ce qu'il est, puisse engendrer la haine. Au-delà de cette approche idiosyncratique, on peut convoquer les facteurs historiques des blessures identitaires qui affleurent dans ce film à travers chaque témoignage. La marque de l'histoire crée une empreinte douloureuse, dont il semble bien difficile de s'échapper, troublant le regard sur soi et sur l'autre, brouillant la relation, laissant des blessures toujours vives ouvrir la porte du ressentiment et attaquer le lien. Une approche historique de la haine et de la cruauté s'impose alors, et l'on voit se succéder presque sans interruption, au fil des ans, discriminations, persécutions, guerres, génocides et autres folies meurtrières. L'évocation des diverses sources de crises et de failles dans la construction de l'identité de certains enfants nous aide encore à mieux comprendre. Je pense aux enfants d'Izieu, aux enfants du Buschdorf, aux enfants de la Creuse, aux enfants de Soweto, pour ne citer que ceux-là. Ces situations ont en commun la part d'universel qui les traverse. Ce qui conduit à rechercher une manière de penser pour mieux panser ces plaies mal cicatrisées, qui questionnent ou saignent l'identité des concernés. Car ces enfants d'hier, devenus vieux aujourd'hui, et/ou leur progéniture, se trouvent encore et constamment acculés à invoquer ou ressasser leur souffrance pour justifier leur présence sur le sol français ou occidental, si ce n'est leur existence sur la terre entière !

Le texte de Gérard NETTER se réclame de l'approche clinique, qu'il résume lui-même en une phrase : « Nous nous interrogeons sur ce qui fonde cette haine en remontant à la genèse de l'altérité, à ce moment où le petit d'homme prend conscience de l'existence d'un autre autonome, indépendant, porteur d'une autre histoire, animé d'un autre désir, menaçant l'illusoire confusion initiale, cette bulle privilégiée entre le tout petit et la mère, cette première autre dont il dépend totalement pour vivre et qu'il imagine, le temps d'un instant seulement, n'être qu'une partie de lui ». Cette approche clinique de l'altérité ouvre la voie et pousse notre centre à poursuivre la réflexion dans différents champs disciplinaires pour l'enrichir autour des thématiques comme : *les blessures et traumatismes d'enfance... le quotidien des issus de... les rescapés de ces « déportations d'enfants »,* dans leur vivre ensemble ou à côté les uns des autres et dans leurs stratégies de conservation et de transmission des mémoires ; stratégies que nous espérons plus convergentes que concurrentes...

Les accoutumés de l'œuvre littéraire de Gérard NETTER vont découvrir sa réflexion clinique, qui le fait passer aussi pour un philosophe lors de nos interventions en duo dans les formations dispensées depuis 2020. Son manuscrit m'a marqué dès la première phrase par ce qu'il introduit : la triangulation dans un rapport à l'autre a priori binaire. Il y a d'entrée de jeu trois parties prenantes, à savoir les deux protagonistes soumis à leur désir (l'autre et moi) et la partie tierce, invisible, qui incarne l'interdit et porte la loi, un juge, peut-être. Ainsi, le propos formulé en termes de confrontation belliqueuse, initie une relation ternaire dans une nette perspective de médiation, de régulation de la violence. Le rapport à l'autre engage chacun au rapport à la loi, qui nécessite la présence d'un tiers symbolique, un juge chargé de rappeler l'interdit. Chez le philosophe Emmanuel Levinas, rappelle Gérard, le juge est incarné par le visage de l'autre, qui symbolise l'obligation éthique. À partir des trois courtes phrases ci-après, jetées presque inopinément dès le premier paragraphe de l'introduction, Gérard nous tient en haleine.

La première de ces phrases est celle de Rimbaud : *Je est un autre*. Autrement dit, « je » n'est peut-être pas seulement celui que je crois, un autre peut se cacher en lui. Il y a de l'autre en moi, puisque l'autre est mon semblable, même s'il est différent, puisqu'il a bien fallu que je m'identifie à d'autres pour être moi, puisque je suis le fruit d'une lignée. Rimbaud souligne le lien entre la relation d'altérité et la quête identitaire. Suis-je celui que je vois dans le regard de l'autre ? Peut-on vraiment se connaître totalement ? Il y a toujours un résidu de non-savoir, y compris dans ce que je sais, et nul ne se donne à voir d'emblée, comme le souligne Gérard, pour qui le secret, cette capacité à choisir ce qui est à dire ou à cacher, aux autres ou à soi-même, est omniprésent. Cette assertion rimbaldienne précise que l'autre me constitue. Il participe à la prise de conscience de ma propre existence. Il m'aide à savoir qui je suis.

La deuxième affirmation « L'homme est un loup pour l'homme » renvoie à la Comédie des Ânes de Plaute. Si « je » est un homme, la formule pourrait se traduire par « je suis un loup pour moi ». Ici, l'inhumanité est tapie en nous ! C'est le revers de la médaille de notre humanité. Cette formule évoque la part consubstantielle de l'altérité dans l'identité, sans a priori d'externalité du côté sombre, contrairement à l'acception littérale de la formule sartrienne « l'enfer c'est les autres », tirée de la pièce de théâtre *Huis-clos*. On comprend souvent la phrase de Sartre, comme simple modulation de celle de Plaute, reprise par Hobbes. Pourtant, ce n'est pas une guerre de tous contre tous que dépeint Sartre et reprend Gérard NETTER ; c'est un drame intérieur à la conscience, par quoi elle se découvre exposée au regard d'autrui. Pour le saisir, il faut revenir à ce que dit Garcin, l'un des personnages de Huis-clos : « Tous ces regards qui me mangent... Pas besoin de gril, l'enfer c'est les autres ». L'enfer ne relève pas de la torture physique, mais du fait de ne jamais pouvoir s'affranchir du regard de l'autre, dans un monde privé de secret, et d'intimité. Le regard implacable de l'autre représente alors l'interdit, la loi, le jugement.

La dernière phrase clef est le titre choisi pour cet ouvrage « Haine de l'autre, exutoire de la haine de soi » qui est longuement évoqué ici. Si *« je » est un autre*, la haine de l'autre ne pourrait-elle être la haine de soi ? Et si *l'homme est un loup pour l'homme*, cette haine de l'autre ne pourrait-elle être le vecteur de la haine des limites qui fondent la condition humaine ? La haine de l'autre est alors la traduction de la haine de l'interdit porté par l'autre, mais aussi par soi, en miroir, haine des limites, haine de la loi qui fonde l'humanité et à laquelle, toujours se confronte le désir, notre désir.

La réflexion de Gérard constitue une première contribution à l'œuvre à venir envisagée par notre centre de formation et de recherches. Nous nous situons à l'interface entre la clinique éducative dont s'inspire Gérard NETTER et la clinique de la mondialité de Daniel DERIVOIS. D'où le lien avec l'ancrage interdisciplinaire et interculturel de la réflexion envisagée dans sa globalité. Dans cette optique interculturelle, pour aiguiser encore plus la curiosité des lecteurs, je pousserais plus loin la trilogie introduite par Gérard au début de cet ouvrage : l'autre, moi et le juge. Elle concerne le questionnement sur l'interdit, mais aussi l'ambivalence, entre confiance et défiance que les deux parties peuvent éprouver envers le juge, celui qui porte la loi et dont l'autre vient rappeler l'existence. L'interdit est-il vraiment là pour protéger le faible contre le fort et maintenir la paix, ou seulement pour servir les intérêts de celui qui porte la loi, c'est-à-dire le juge lui-même ? D'un côté la fable de La Fontaine, *Les voleurs et l'âne*, où le juge utilise la loi pour son seul profit : il accapare le butin réduisant les voleurs à néant. De l'autre côté la philosophie bantu stipule que quand deux se battent, le troisième les sépare. Chez La Fontaine, le troisième larron envenimerait volontiers la bagarre, pour accaparer le butin disputé, alors que dans l'autre approche, la partie tierce a vocation, au contraire, à concilier les protagonistes, dans l'intérêt de la communauté. Cette ambivalence défiance / confiance aurait pour corollaire l'ambivalence amour / haine.

Dans la même perspective interculturelle on peut trouver une résonance entre le très sartrien « *l'enfer c'est les autres* » et le roman *L'enfer c'est Orféo* de Sylvain BEMBA, dramaturge congolais, qui introduit la problématique du bouc-émissaire. La fonction éthique du regard de l'autre, celle du juge rappelant l'interdit pour apaiser la relation, peut également avoir une fonction de violence sacrificielle : désigner l'autre à la vindicte pour détourner la guerre de tous contre tous, vers la guerre de tous contre un. En effet, Orféo habite le Sénégal où il est devenu médecin et fait partie de la nouvelle élite jouisseuse et arrogante. Mais il est originaire de Guinée portugaise. Il s'attire alors les foudres des autochtones, qui ont le sentiment d'une réussite usurpée à leur détriment. On perçoit alors comment la jalousie qui procède du manque d'estime de soi, constitue un terreau de la détestation de l'autre...

Jean-Noël MABIALA,
Docteur en Sciences du langage à l'Université Lumière Lyon2
Fondateur et directeur scientifique du Centre FC-ONLY

Sommaire

Introduction

La question du rapport à l'autre s'inscrit dans une histoire tumultueuse, celle *du rapport à la loi* dont la fonction véritable est de prévenir la guerre de tous contre tous en protégeant le faible contre le fort. L'un des plus anciens dramaturges de l'Antiquité romaine, Plaute, dans sa *Comédie des Ânes*, voit en l'Homme un loup pour l'homme, autant dire un prédateur pour ses semblables.[3] Le mot semblable, ici, est une manière de qualifier *l'autre*, celui qui est différent, qui pourtant me ressemble, et qui peut, à en croire Plaute, devenir pour moi une menace existentielle. Définition ambigüe, puisque, si, autrui, le *non-moi* est mon semblable, qui suis-je, vraiment en m'affirmant *moi* ? De quelle différence puis-je me revendiquer ? Suis-je moi-même une menace pour l'autre ? Et quel sens donner à la phrase de Rimbaud : « Je, est un autre » ? Un autre se cache-t-il derrière ce que je crois être moi ? « Un autre », dont je n'ai pas forcément conscience, puisque je peux m'illusionner sur ce que je suis, puisque je suis divisé entre conscient et inconscient, puisque je me vois autre dans le miroir déformant du regard de l'autre. D'ailleurs les autres n'ont-ils pas contribué à faire de moi ce que je suis ? N'y contribuent-ils pas encore ?

Si la métaphore de Plaute, qui sera reprise par le philosophe Thomas Hobbes, dit quelque chose de la vérité,

[3] PLAUTE, *La comédie des ânes*, ou Asinaria, écrite autour de 212 av. JC. En latin : *Homo homini lupus est.*

l'Homme peut se transformer en prédateur pour son semblable, mais pas comme le loup, qui se jette sur l'agneau, par instinct, pour se nourrir. L'homme est un être de désir. Il est soumis à des pulsions. Il a une capacité à différer et à contenir. Et pourtant, « sa nature » comme le suggère le philosophe le pousserait à vouer une haine implacable à son semblable, à lui vouloir du mal, à se réjouir du mal qui lui arrive, à faire preuve envers lui d'une cruauté insoutenable. Dans ce contexte, un interdit doit pouvoir faire entrave à la loi du plus fort. D'où l'importance, pour que l'Homme puisse vivre en société, d'une loi qui le protège contre lui-même. C'est ce que nous explique le philosophe anglais de la Renaissance dans son *Léviathan.* Comment et pourquoi, l'être humain peut-il éprouver une telle passion destructrice contre son semblable ? La loi suffit-elle pour pacifier le tourment lié à la menace existentielle que chacun peut faire peser sur son semblable ? Et comment dès lors appréhender ce lien qui me rattache à l'autre, où pèse le souffle de cette menace ?

L'altérité interroge mon identité, en taquinant le narcissisme, en insufflant le doute, en ouvrant le jeu des désirs, en chahutant l'image que je me fais de moi. Je m'éprouve unique, singulier, solitaire – physiquement et psychiquement –, toujours en interaction avec mes semblables et ce que je suis se forge dans le lien d'altérité où se joue et se cherche la reconnaissance de la pertinence de mes constructions identitaires, avec le risque d'être accepté ou rejeté, ignoré aussi, peut-être. Le risque est là. Être reconnu, aimé, accepté, haït, rejeté, ignoré. La relation d'altérité est un risque à courir auquel nul ne peut échapper. S'y joue *le désir d'être tout* et *la peur de n'être rien.* Or, le désir *d'être tout* se heurte à l'existence d'autrui. En effet, si l'autre existe, je ne peux pas être tout et ma liberté n'est pas totale. L'article 4 de la Déclaration des droits de l'homme et du citoyen de 1789 l'affirme ainsi : « La liberté consiste à faire tout ce qui ne nuit pas à autrui ». Ainsi, autrui trace les limites de ma liberté, sur lesquelles vient échouer *le désir d'être tout.*

Dans cette relation entre l'autre et moi s'immisce alors un tiers impartial, imaginaire et symbolique, qui proclame la loi, l'interdit d'être tout, et en garantit la neutralité. Mais qu'en est-il vraiment de cette neutralité ? Il y a un doute, une suspicion, une intranquillité. Si le tiers est imaginaire et symbolique, qui garantit vraiment la neutralité de la loi ? Le risque de l'utilisation de la loi, par l'autre ou par le tiers, à mon seul désavantage peut provoquer sa transgression. Le chemin vers l'autre se dessine alors dans une ambivalence entre défiance et confiance, entre désir et interdit, entre amour et haine, aussi.

L'autre, le non-moi, le semblable-différent, m'aide à comprendre quelque chose de cette singularité qui me sépare de lui et qui en même temps me lie à lui. Il m'introduit dans le brouillard de l'énigme, dans l'inconfort de l'incertitude, dans l'écart possible entre ce que je *crois être*, où se joue ce que *je désire être* et ce que *je ne veux pas être*, mais encore entre ce que l'autre me dit ou me fait comprendre que je suis, qui peut me plaire ou me déplaire. Jeu des regards de l'un sur l'autre. Miroir. L'autre nous confronte à l'impossibilité d'une seule vision, d'une seule interprétation du monde. Il dévoile notre manque et notre incomplétude. Il nous oblige à médiatiser le réel par le langage, ce qui ouvre l'espace du malentendu car non seulement le langage échoue à englober la totalité du réel, mais il porte en lui la subjectivité du sens, au-delà de l'accord de principe sur la sémantique consignée dans un dictionnaire pour faire consensus. Différent et semblable, l'autre provoque l'ajustement permanent, associant la question identitaire au mouvement, à la modification, à l'évolution, au devenir, à l'altération.

Car l'altérité nous altère. Elle nous transforme au risque de nous aliéner à un désir qui n'est pas le nôtre. Elle nous désaltère aussi, au sens où une vraie rencontre est un véritable moment de grâce, un enrichissement de ce que nous sommes. L'altérité nous apprend à ne pas nous enfermer dans une misérable auto-suffisance qui occulterait les points d'énigme, supprimerait toute étrangeté, escamoterait nos propres failles, et nous entraînerait dans l'illusion du moindre risque en éclipsant l'inattendu, en rendant impossible l'émerveillement. Ce que je suis s'élabore, se façonne, se trame dans la rencontre ambivalente avec autrui, entre rivalité et connivence. Chacun éprouve une mise en danger, dans un monde qui ne nous a pas attendu pour exister ; dans un monde où le manque, l'incomplétude et l'obligation de faire des choix participent de la réalité ; dans une société où chacun éprouve la concurrence des désirs et se heurte à la loi – à l'interdit – pour éviter la guerre de tous contre tous. Lien vital, dont nul ne peut se passer, le lien d'altérité se déploie dans une ambivalence où peuvent se lire en même temps le désir et la crainte, l'amour et la haine, l'espoir et le désespoir. Et Plaute nous rappelle que, trop souvent, la menace existentielle, réelle ou fantasmée, inspirée par l'autre prend le dessus.

La haine de l'autre, cette passion destructrice, éprouvée par un sujet contre un autre, peut prendre une dimension collective. Elle est alors choyée par des théories et des idéologies nauséabondes, servie par un langage perverti, manipulateur, qui vient récupérer les blessures narcissiques, toutes les frustrations qui résultent des limites, liées à l'humaine condition, imposées par l'interdit d'être tout. De ces élaborations nauséabondes découlent la discrimination, la persécution, la destruction. L'expression de cette haine collective se nourrit de nombreux exemples tout au long de l'histoire de l'humanité, où les actes de barbarie humaine se répètent et s'accumulent, comme s'il était impossible de tirer des leçons du passé, comme si l'expérience « ne servait à rien », comme si la culture, le progrès technique, n'avaient aucune prise sur le cours des choses, comme si l'éthique, la religion, les théories les plus fraternelles, les plus humanistes, ne parvenaient pas à empêcher et à canaliser *la haine éprouvée envers l'autre* et le passage à l'acte, individuel ou collectif, visant sa destruction.

En nous penchant sur ces horreurs collectives, commises par l'Homme contre lui-même, qualifiées ou non de génocide ou de crime contre l'humanité, nous voudrions tenter de remonter à leur source, de démonter les mécanismes qui y conduisent, de mieux décrypter leurs effets délétères sur toute l'étendue de la planète, et peut-être encore de mieux résister au pire de l'homme, alors que nous le savons aussi capable du meilleur.

Nous nous interrogeons sur ce qui fonde cette haine en remontant à la genèse de l'altérité, à ce moment où le petit d'homme prend conscience de l'existence d'un autre autonome, indépendant, porteur d'une autre histoire, animé d'un autre désir, menaçant l'illusoire confusion initiale, cette bulle privilégiée entre le tout petit et la mère, cette première autre dont il dépend totalement pour vivre et qu'il imagine, le temps d'un instant seulement, n'être qu'une partie de lui. Nous voulons mettre en lumière la manière dont cette haine se déploie, par quel canal, par quels vecteurs : le langage, la pensée, les stéréotypes, les préjugés, les falsifications de l'histoire, la concurrence des mémoires, les théories du complot, le poids du passé et le ressentiment. Nous cherchons à comprendre comment la manipulation du langage et de la pensée parvient à faire sortir l'inhumain de l'humain, et à embraser des sociétés entières en embarquant le sujet dans des folies collectives meurtrières. Il est probable que cette manipulation du langage et de la pensée trouve un terrain fertile dans la vulnérabilité du sujet confronté aux limites de sa condition, c'est-à-dire à la Loi à l'origine de toutes les lois, à l'interdit de toute-puissance, qui nous oblige à prendre en compte l'altérité pour prendre vraiment identité humaine.

Cet écrit ne vise pas à proposer des « recettes » pour empêcher l'Homme de « devenir un loup pour l'Homme ». La radicale singularité du sujet, sa complexité, sa globalité, son irréductibilité rendent impossible l'utilisation d'un procédé valable pour tous, prenant en compte l'ensemble des ingrédients et des opérations nécessaires pour prévenir de *manière absolue* les passages à l'acte. Pas de protocole de guérison non plus pour ce qui pourrait être une pathologie de la haine et du ressentiment. Les prescriptions morales ne suffisent pas. Ni la loi la plus juste et la moins arbitraire, toujours imparfaite, ni l'éthique la plus rigoureuse, ni la religion censée relier les Hommes entre eux, ni la culture dont l'objet est de contenir les pulsions pour conduire les hommes vers le mieux[4], ne parviennent à empêcher l'ambivalence que l'Homme éprouve envers son semblable. Malgré toutes les tentatives pour la contenir, la haine déborde, apparaît et réapparaît régulièrement dans l'histoire sous forme de « folie collective » meurtrière. Les idéologies de la haine et du ressentiment ont la vie dure. Elles traversent l'histoire, s'adaptent aux différents contextes, aux différentes situations, se trouvent mille chemins pour transgresser l'interdit en justifiant la barbarie par la menace réelle ou fantasmée exercée par l'autre. Les idéologies de la haine rencontrent la vulnérabilité du sujet, la flattent et y trouvent un terrain propice pour se déployer. Même les idéologies les plus fraternelles, toujours nécessaires, sont insuffisantes et impuissantes à en canaliser le flot. Non seulement elles peuvent-être contournées, ignorées, moquées, mais elles peuvent aussi

---

[4] Montaigne, *Essais,* PUF,1965, II 12, p. 497

être dévoyées, perverties de l'intérieur par ceux qui s'en réclament.

Est-ce à dire que la situation est absolument désespérée pour l'Homme ? Sommes-nous condamnés à répéter à l'infini cette *haine de l'autre* et les passages à l'acte violent comme si nulle leçon ne pouvait être tirée de l'histoire ? Ce serait oublier que l'Homme est aussi capable du meilleur. Tous les hommes ne sont pas vulnérables de la même façon. Tous ne répondent pas de la même manière à cette vulnérabilité. D'où vient alors notre aptitude à nous tenir ou non à distance de notre propre ressentiment, de notre propre haine envers l'autre ? Qu'est-ce qui rend possible chez certains plus que chez d'autres cette résistance aux pulsions destructrices ? Comment peut-on réellement ne pas céder à la contagion de la haine lorsque la folie collective pousse à la destruction d'un autre, désigné à la vindicte, semblable et trop différent ou différent et trop semblable ?

Essayer de répondre à ces questions, c'est prendre conscience de *ce qui se joue en nous* dans notre rapport à l'altérité et dans notre rapport à la loi pour mieux contenir le débordement des forces destructrices tapies dans l'ombre de notre psyché, pour mieux résister au jeu pervers des manipulateurs de haine qui peuvent s'insinuer y compris dans les théories qui avancent travesties sous le masque de l'humanisme et de la générosité. C'est interroger notre vulnérabilité face aux limites assignées par notre propre condition, *vulnérabilité commune à tous,* et qui, pour cette raison devrait faire apparaître un sentiment de fraternité, de solidarité, de convergence des mémoires et non de concurrence, et non de rivalité, et non de ressentiment, de haine et de destruction. C'est tenter de dégager des outils pour mieux contrarier ce mécontentement sourd qui gangrène l'existence des hommes en faisant de l'autre une menace. L'Homme doit alors composer avec la blessure narcissique provoquée par la perte de l'illusion initiale dont nous gardons la trace, nostalgie d'un paradis perdu, sans altérité, ni manque. En élaborant le deuil de cette perte douloureuse, l'homme ne renonce pas au rêve. Il cherche une autre voie. Il engage un mouvement pour chercher l'objet perdu ailleurs, dans un autre champ. Il est doté d'une capacité à différer son désir en le déplaçant dans un autre espace, en investissant un autre objet, avec l'idée d'une toute-puissance à venir *peut-être*, *plus tard, autrement*. La quête alors est indirecte, symbolique. Elle contient à la fois le deuil et le rêve. C'est ce que Freud appelle la sublimation. C'est remettre à plus tard la totalité impossible devenue nostalgie – *être à la fois soi et l'autre* – en se déplaçant ailleurs, dans un espace symbolique, qui acte cet impossible et prend en compte l'altérité, le manque et l'incomplétude. Voilà ce qui permet de jouir de manière créative de l'objet partiel : accepter les limites, tout en rêvant de les repousser. Mais la vulnérabilité ne s'efface pas avec la seule sublimation. La nostalgie de la totalité demeure, et l'interdit inhérent au champ symbolique, renvoie à la blessure narcissique initiale. Elle génère alors des frustrations, l'attente de quelque chose qui ne vient pas, source de ressentiment contre la loi du réel, contre l'interdit qui entrave le désir et contre l'altérité qui symbolise l'interdit.

Cet écrit alors, a pour ambition de trouver des outils pour sortir de cette rumination victimaire paranoïaque, haineuse, qui fait de l'autre une entrave, une menace, un ennemi, sinon *la cause de tous les maux*, alors que la rencontre vraie peut être un moment de grâce, subtil, libérateur, profondément enrichissant ; alors que la solidarité, le souci de l'autre et l'amour représentent une force où s'éprouve le plaisir d'être un Homme, assumant sa propre fragilité, ses propres fêlures. Cet écrit s'ouvre alors sur cette question : le sujet peut-il trouver dans le champ symbolique, qui prend en compte l'interdit, un autre espace, *un espace potentiel*, comme le suggère Winnicott, l'espace du jeu et de la culture, pour cheminer de manière un peu plus apaisée entre le désir d'être tout et la peur de n'être rien ? La réponse est oui, mais la vulnérabilité du sujet est telle, que le chemin n'est jamais acquis définitivement. L'équilibre semble être celui du funambule évoluant sur un fil, soumis au souffle des forces du déséquilibre.

L'AUTRE, L'AMOUR, LA HAINE

Mais d'où vient-elle toute cette haine, cette passion destructrice dirigée contre l'autre, alors que nous n'aspirons qu'à la paix, à l'amour et à la bonne entente entre les humains ? Nous la retrouvons sous toutes les latitudes et à toutes les époques, comme un affect universel inhérent à la relation, poussant l'Homme régulièrement à un acharnement destructeur contre son semblable : harcèlement, persécution, esclavage, massacre, génocide. Quels processus se mettent en place pour déclencher cette haine ? A quels moments éprouvons-nous contre un autre cette fureur destructrice qui parfois nous submerge ? Pourquoi la résistance éthique, culturelle ou religieuse semble si souvent impuissante à l'en empêcher ? L'étude de la psyché humaine, l'exploration de la genèse de l'altérité chez le petit d'homme nous apporte quelques réponses. On y apprend que l'autre est d'abord perçu comme une partie de soi ; que l'élaboration progressive et laborieuse de l'altérité – l'acceptation d'un non-moi autonome et radicalement singulier dont on dépend pour vivre – s'éprouve dans une quête angoissée où chacun plonge dans un jeu de miroir aux enjeux narcissiques impitoyables, où la menace affleure. On y apprend que l'altérité exerce sur nous un pouvoir essentiel. L'autre a le pouvoir de nous ouvrir les yeux sur une réalité dissimulée derrière une apparence trompeuse, sur le risque de prendre nos désirs pour la réalité et de se fourvoyer dans l'illusion. En rencontrant l'altérité, le sujet rencontre la désillusion et développe une triple défiance : envers lui-même, toujours susceptible de se laisser piéger par l'illusion, envers l'apparence trompeuse, et envers l'autre, le semblable-différent, qui peut tout aussi bien induire en erreur, conforter dans l'illusion ou aider le sujet à ouvrir les yeux. Cette nouvelle situation, à laquelle nul ne peut échapper sans éprouver *une angoisse inimaginable*, selon les mots de Winnicott, organise notre rapport au monde et nous engage à devenir un sujet investigateur. Le sujet éprouve une urgence vitale à chercher la réalité cachée derrière les apparences, avec le concours d'autrui mais tout en s'en méfiant, car il doit faire face à la menace potentielle, contenue tout entière dans ce qui lui échappe pour organiser de la manière la plus adaptée possible ses systèmes de défense. L'inconfort, l'angoisse, le risque, provoquée par la révélation de l'existence de l'altérité pousse au désir de retrouver la *position mégalomaniaque* éprouvée initialement, devenue trace de ce qui n'est plus. Mais ce désir vient se heurter à la butée d'un interdit que l'altérité dévoile. Le temps où l'autre n'existait pas n'était que le temps de l'illusion. L'autre fait apparaître la loi, l'interdit.

« La position mégalomaniaque est référée à cette place infantile fusionnelle, d'où s'éprouve le sentiment d'omnipotence, l'illusion de faire corps avec l'environnement ou encore de créer l'objet en le considérant comme une partie de soi. » [5] Dans les tout premiers temps de la vie, en effet, nous sommes aveugles à l'existence de l'autre. Sortir de cet aveuglement ou de cette *illusion d'omnipotence*, c'est cheminer en nous heurtant aux limites fondatrices de toute identité humaine. Ce trajet, difficile, douloureux, angoissant, est la rencontre avec le désir-interdit de toute-puissance et la tentation de la

---

[5] G. Netter, La position mégalomaniaque, in *Le trouble de l'enseignant face à l'échec scolaire d'un enfant adopté*, L'Harmattan, 2005, pp.223-226

transgression qui en résulte. La reconnaissance de l'interdit est le passage obligé vers l'acceptation de soi, la reconnaissance de l'identité humaine, le consentement à la condition limitée à laquelle l'Homme se trouve assigné. L'émergence de l'altérité nous raconte ce chemin initiatique, qui nous soumet à deux forces contraires – le désir et l'interdit – qui s'affrontent en nous, avec lesquels il nous faut arriver à élaborer des compromis, pour continuer le rêve de ce qui n'est plus, tout en acceptant d'en élaborer le deuil. La relation d'altérité engage le sujet dans une quête tourmentée. La découverte de *l'autre,* autonome, avec sa radicale singularité, avec sa manière d'interpréter le monde, avec son propre désir de toute-puissance, pousse le sujet vers une quête identitaire, en miroir, *(« Si je ne suis pas l'autre, qui suis-je ? »),* vers une quête de reconnaissance *(l'autre me reconnaît-il tel que je suis ? M'accepte-t-il, me rejette-t-il)*, vers une quête d'amour.

Les réponses se cherchent dans le regard de l'autre avec la crainte de s'y perdre, de ne pas s'y reconnaître. Le chemin n'est pas une ligne droite. A travers ces quêtes angoissées de soi en l'autre, une trame se tisse entre défiance et confiance. D'autant plus que se développe en nous une *part obscure,* un inconscient, un contenant secret, prêt à accueillir ce qui est barré à la conscience par la puissance de l'interdit, mais qui demeure toujours prêt à resurgir. Mais, même enfoui dans l'inconscient, le désir demeure, pousse, travaille, et tente de se frayer une voie au grand jour. Lapsus, actes manqués, mots d'esprits surgissent parfois pour rappeler la présence de cette force tapie dans l'ombre. La vulnérabilité du sujet à son propre désir, sa difficulté à dépasser la blessure narcissique provoquée par la butée de l'interdit et révélée par l'altérité, montre que le rapport de force entre le désir et l'interdit, est un rapport de force permanent, conflit intrapsychique qui ménage un équilibre précaire, toujours à réaffirmer. Le désir de toute-puissance travaille en secret pour contourner l'interdit, qui lui a fort à faire pour le contenir dans la part obscure de la psyché. Sans la capacité de l'interdit à refouler le désir, celui-ci prend le dessus et se déploie. Et c'est toujours, alors, la destruction de l'autre, vécu d'autant plus menaçant qu'il est semblable, porteur du même désir-interdit. Se profile alors la guerre de tous contre tous. L'interdit et sa fonction de limite, de butée infligée au désir, donne à l'Homme son identité

La part obscure de la psyché : l'inconscient.

Ainsi l'altérité signe pour l'Homme l'apprentissage de la loi autour de laquelle s'ordonne notre rapport au monde : l'impossibilité d'être *tout*. Comment pourrais-je être *tout* si je partage ma condition avec d'autres, qui justement, ne sont pas moi ? Comment pourrais-je ne pas sentir la menace représentée par l'autre, puisque *semblable,* il est agi comme moi par un désir de toute-puissance – un désir de destruction ou d'annihilation de l'altérité – et puisque *différent*, par définition, il n'est pas moi. Tenir compte de l'interdit, qui institue le manque et du désir qui aspire à le supprimer fonde l'identité humaine en traçant le chemin difficile et semé d'embûches à assumer où il est question de composer avec ces deux forces conflictuelles et de trouver un terrain d'entente. C'est l'obligation de vivre avec l'incomplétude, avec le manque, avec le doute, avec l'incertain, avec le non-moi, avec le non-savoir, avec la non-maîtrise, avec l'éphémère, avec ce qui ne s'obtient pas immédiatement et qui demande du temps, de la patience et du travail et qui n'est jamais simple, immuable, prévisible, fixe, en éprouvant le désir de l'inverse. Il s'en dégage un grand inconfort, où se mêlent angoisse, défiance, frustration, insatisfaction, envie, jalousie, haine, destructivité, avec en toile de fond, le *désir d'être tout* et la *peur de n'être rien.* Le conflit intrapsychique rend nécessaire le compromis et les ajustements entre le désir toujours vivace et l'interdit qui le déroute. Le désir pousse l'Homme, tel Don Quichotte, à chercher inconsciemment une étoile qu'il sait inaccessible, dont le désir est entravé par une force contraire, par l'impérieuse nécessité du réel, par les limites de sa condition, par la loi qui fonde l'humanité. Interdit, coupable, honteux, tel est le désir de supprimer l'altérité pour retrouver la toute-puissance, qui ne peut se dire. Enfoui dans la part la plus obscure de la psyché, il ne disparaît pas : il travaille le sujet en secret. Il porte toujours le rêve secret en courant après un but illusoire qui s'éloigne comme la ligne d'horizon lorsqu'on s'en approche.

C'est cette situation que décrivent les philosophes de l'absurde. On sait la force du *rire de Démocrite*[6] devant l'agitation vaine des hommes courant derrière un but, qu'ils savent ou qu'ils devraient savoir inaccessible, dans une alternance sans fin d'illusions et de désillusions. Il s'agit, et ce n'est pas le moindre des paradoxes, de continuer à rêver de quelque chose qui est pourtant définitivement perdu et dont il importe de faire le deuil pour pouvoir passer à autre chose. L'astuce consiste à détourner le désir de son but premier, inavouable, interdit – l'omnipotence –, à le différer dans le temps et l'espace, pour investir à sa place des objets partiels, limités, symboliques, culturels, où l'altérité, le non-savoir, la non-maîtrise, le manque et l'incomplétude ont toute leur place. C'est sortir du rêve de la jouissance immédiate de la toute-puissance, pour investir d'autres objets, ailleurs, dans un autre champ, qui tiennent compte de l'altérité et qui permettent de rêver en secret que le chemin vers la toute-puissance passe par eux, *peut-être*, *un*

[6] *Démocrite* avait la réputation de rire sans cesse des vains efforts des hommes. Il passait pour un fou jusqu'à ce qu'Hippocrate, appelé auprès de lui pour confirmer le diagnostic le déclara « sage entre les sages »

jour. Le désir ne peut pas atteindre son but, puisque les objets symboliques, partiels, culturels, qui le médiatisent, consacrent et entérinent eux-mêmes l'altérité, le non-savoir, la non-maîtrise, le manque, l'incertitude. Tous ces objets leurre le désir. Et c'est bien ce qui fait rire Démocrite. C'est un jeu de dupes. Les hommes courent après des objets qui ne combleront jamais leur désir puisqu'ils sont incapables de leur apporter cette toute-puissance à laquelle ils rêvent en secret.

Ainsi, le sujet chemine à grand coup d'illusions et de désillusions dans une quête infinie, vers une toute-puissance imaginaire, fantasmée secrète, à venir, qui ne peut être que symbolique, et qui n'a de prise sur la réalité que partiellement et relativement. On peut ainsi devenir plus puissant, plus savant, mais jamais totalement, sans parvenir à effacer le manque, et en tenant compte de l'altérité. La jouissance du sujet n'est plus celle de la toute-puissance dans le réel, mais celle éprouvée avec un objet partiel et symbolique, objet de substitution qui médiatise le désir-interdit. L'insatisfaction demeure, le rêve subsiste, et le deuil de l'objet premier, celui de la position mégalomaniaque, s'élabore. Ce déplacement de la quête, qui conduit à prendre le but pulsionnel – l'objet total – pour un objet partiel, issu du champ de la champ symbolique, celui de la totalité impossible, du manque, de l'incomplétude et de l'altérité, est appelé par Freud *la sublimation*. Mais pour parcourir ce chemin et se maintenir dans le champ symbolique, pour investir un objet médiat capable de leurrer la pulsion, encore faut-il résister à la poussée des forces obscures, refoulées, qui bouillonnent en secret dans l'inconscient et cherchent à faire retour.

Lorsque le sujet est amené à délaisser le détour par *l'objet trompeur,* c'est qu'il transgresse un interdit sans lequel il n'est point d'humains. Nous avons pu définir ainsi le caractère *obscène* de la résurgence du but au grand jour pour pulvériser l'objet médiat : « L'obscène est la manifestation visible, dans toute sa crudité, de manière abrupte, choquante, indigne, de ce qui doit rester secret, provoquant un sentiment de *honte*, si bien décrit par Serge Tisseron[7], heurtant le bon goût et bousculant la morale. La morale ici sous-tend l'idée d'une loi universelle à laquelle tout être humain doit se conformer sous peine de sortir du champ de l'humain et d'attaquer l'Homme en plaçant le sujet dans une position antihumaine et inhumaine. Cette loi universelle pointe les limites de la condition humaine. L'obscène révèlerait au grand jour, à travers la position du sujet dans la relation, le but inavouable de la pulsion, cette toute-puissance perdue, que chacun s'évertue pourtant à leurrer par le truchement d'un autre objet d'attachement, l'objet culturel commun, rendant possible à la fois le travail de deuil et celui du rêve. »[8] Derrière le positif de notre désir, qui lui, peut se dire et se montrer — aimer, rencontrer l'autre, chercher à savoir, chercher à maîtriser —, se cache ainsi *un négatif,* au sens d'André Green[9], qui doit s'enfouir dans l'inconscient pour rester secret : nier l'autre, tout savoir, tout maîtriser. Et ce négatif travaille le sujet, de manière implicite, dans l'insu. Il menace à tout moment de sortir de la zone d'ombre, de refaire surface, et de se donner à voir dans la relation, en la rendant impossible, en laissant surgir la haine et la destructivité.

De l'agressivité à la violence fondamentale

Pour comprendre ce qui amène l'être humain à découvrir les limites de sa propre condition, à se heurter à la loi de la réalité et à cet interdit fondateur opposé à son désir, il faut

---

[7] S. Tisseron, *La honte*, Dunod, 1992

[8] G. Netter, *L'obscène, approche clinique,* dans la revue *Sociographe*, n°69, mars 2020, Champ social.

[9] A. Green, *Le travail du négatif*, Editions de Minuit, 1993

remonter à la source, à l'origine de cette douloureuse découverte de *l'altérité* et s'intéresser au travail psychique d'ajustement qui en résulte. Ce trajet dessine la trame de la relation à l'autre, initiée par la trace, l'empreinte d'un paradis perdu, où s'éprouve le sentiment de toute-puissance. Le sujet se déplace de la *position mégalomaniaque* vers la *relation de tiers* non sans passer auparavant par *la relation duelle*, dans une double quête angoissée d'identité et d'amour.

Le premier non-moi rencontré est la mère de laquelle le tout petit dépend totalement pour vivre. Il la confond avec lui en s'aveuglant à l'altérité. Mais cela ne dure pas bien longtemps. Par ses absences répétées, la mère va se révéler de plus en plus autonome, ce qui génère une angoisse douloureuse et provoque une agressivité contre l'objet défaillant, dont l'absence est vécue comme une menace vitale. L'agressivité participe dès l'origine de la relation du sujet avec ce qui l'entoure. Elle constitue l'un des éléments les plus important de *la pulsion de vie*. Elle est indispensable au bon développement de la personnalité ; elle joue un rôle moteur dans les processus de séparation, d'autonomisation et d'affirmation de soi tout au long de la vie. Pour Freud, la haine trouve son origine dans les expériences primordiales d'insatisfaction et de déplaisir éprouvées par le tout petit bébé dès les premiers moments de son rapport au monde.[10] Et les absences répétées de la mère participent de ses expériences premières. Winnicott le confirme : « La vie de l'homme est essentiellement fondée sur deux éléments : l'amour et la haine. L'agressivité relève à la fois de l'un et de l'autre. ».[11] Jacques Sédat le rappelle : « La haine fait partie intégrante des premières modalités de

---

[10] S. Freud, *Métapsychologie* (1915), Flammarion,

[11] D.W. Winnicott, *Agressivité, culpabilité et réparation*, Payot, 2004, p.25

structuration de l'enfant. Elle a sa place à différents moments dans la construction de son corps et donc de sa psyché. La manière dont sont vécues ces étapes n'est pas sans conséquence sur la présence ou la perception de la haine chez l'adulte, aussi bien pour Freud que pour D. W. Winnicott. Même si leurs approches diffèrent en certains points, elle se complètent et s'enrichissent le plus souvent. »[12]

L'agressivité, la haine et l'amour, sont constitutifs de la force de vie et, par conséquent, des pulsions, ces poussées internes dont le but est de satisfaire *les besoins vitaux*. Une première théorie des pulsions[13] conduit Freud à concevoir comme composante de cette force de vie, une dualité pulsionnelle. Il y aurait *la pulsion d'autoconservation* visant à préserver l'individu et *la pulsion sexuelle* poussant à la préservation de l'espèce, toutes deux soumises au principe du plaisir. Mais cette théorie lui semble assez vite insuffisante et il établit un nouveau schéma, dans lequel il fait apparaître la notion d'*ambivalence*[14] sur laquelle s'appuiera Mélanie Klein dans sa compréhension du couple amour-haine. Le sujet est agi par un couple d'opposés pulsionnels : la pulsion de vie, *Éros*, englobe alors la pulsion d'autoconservation et la pulsion sexuelle, précédemment décrites, mais elle est intriquée avec la pulsion de mort, *Thanatos*. Et cette intrication entre Éros et Thanatos signifie que les deux forces se livrent bataille au sein de la même pulsion. Cette ambivalence met en présence ces deux forces opposées, conflictuelles, dans la

---

[12] J. Sédat, *La haine dans la construction de la psyché*, in *Adolescence,* 2015/2, p.p. 331-340

[13] S. Freud, Pulsions et destins des pulsions (1915), Petite bibliothèque Payot, 2013

[14] S.Freud, *Au-delà du principe de plaisir* (1920), in Essais de psychanalyse, Paris, Payot,1981, pp.43-115

même poussée. Dans le meilleur des cas Éros et Thanatos s'équilibrent et se brident l'un l'autre en s'affrontant au cœur de la pulsion, mais il arrive que Thanatos prenne le dessus sur Éros ou bien que le contraire

Une telle ambivalence trouve son équivalent dans le couple *désir-interdit*. On parle de désir lorsque le manque se fait sentir. Pour Freud, on ne peut désirer que ce qu'on a connu. Le désir serait donc issu d'une trace mnésique laissée par un ancien vécu de plaisir ; et le tout premier vécu de plaisir éprouvé est lié à la confusion initiale avec la mère et à la position mégalomaniaque. « On reconnaît le bonheur au bruit qu'il fait quand il s'en va », dit le poète.[15] On reconnaît le paradis quand il est perdu. Avant, on ne se pose aucune question. On est encore « innocent ». On n'a pas conscience d'être au paradis. Avec les absences répétées de la mère, ce plaisir-là, vient à manquer et *le besoin* devient *désir*. La satisfaction du désir se comprend alors comme la fin du manque. Ainsi, retrouver la jouissance de cette position mégalomaniaque signifierait, la fin du manque et la mort du désir. C'est pourquoi *l'interdit* qui s'oppose au désir, l'empêche d'atteindre son but en provoquant la relance continuelle du désir et la permanence du manque. Pour le dire autrement, le désir qui cherche à se satisfaire, cherche sa propre mort. Il est mû par la pulsion de mort. En s'opposant au désir, en lui fixant une limite, l'interdit lui permet de rester en vie. L'homme est un être de désir qui est condamné à vivre avec du manque. Thanatos porte la force du désir ; Éros, quant à lui, s'inscrit dans la force de l'interdit. Si le désir ne se heurte pas au barrage de l'interdit, le sujet court à sa perte, catastrophe annoncée, surgissement de la haine de l'autre, de l'inhumain, de la destruction de l'Homme par l'Homme. Si l'interdit écrase le désir,

---

[15] La phrase est attribuée à Jacques Prévert.

l'homme se referme se dessèche s'immobilise et meurt. Au cœur de la pulsion, les deux forces doivent trouver un équilibre, mais l'équilibre est fragile. L'agressivité est présente dans la pulsion où se trouvent intriqués Éros et Thanatos, désir et interdit.

L'agressivité témoigne du lien avec le monde extérieur, du souci de se faire une place, d'être reconnu, d'exister – avec du manque et du désir –, de se sentir exister face l'autre, dans un monde qui demeure indépendamment du sujet, qui ne l'a pas attendu pour exister et qui continuera à exister sans lui. L'agressivité est inhérente à la force de vie. Elle se manifeste dès les premiers jours, lorsque le nourrisson entre en relation avec le non-moi, le semblable-différent dont il dépend pour vivre. Le psychanalyste Jean Bergeret élabore une distinction entre l'agressivité et la violence qui s'exprime en réaction à l'attaque extérieure d'un *autre* menaçant : « Je qualifie la violence dont je parle de fondamentale car je pense qu'elle touche aux fondations de toute structure de la personnalité, quelle que puisse être cette structure. La violence dont il est question ici correspond étymologiquement à une force vitale présente dès l'origine de la vie. »[16] Cette violence fondamentale vise délibérément à détruire l'autre pour s'en protéger lorsqu'il est vécu comme trop menaçant pour le narcissisme, lorsque s'éprouvent dans la relation l'humiliation, l'indifférence, la non-reconnaissance, le rejet, la réification et l'anéantissement. L'autre est alors vécu comme attaquant à la fois le territoire personnel, l'identité, l'image de soi. « La *violence fondamentale* est un moment de rage narcissique. »[17] On entend cette violence fondamentale comme une défense du sujet face à l'autre, vécu comme

[16] Jean Bergeret, *La violence fondamentale*, Dunod, 2014

[17] Florian Houssier, Métapsychologie de la violence, in Enfance et Psy 2009, n°45, pp.14 à 23

menaçant. Une telle violence s'exprime dans une logique imparable : « c'est lui ou moi » ou encore « je ne peux vivre que si je détruis celui qui cherche à me détruire ». Cette violence répond toujours à une menace identitaire, existentielle, qu'elle soit fantasmée ou réelle, mais réellement éprouvée dans la relation à l'autre.

L'ambivalence

L'amour et la haine sont des sentiments à la fois très éloignés, et en même temps très proches. Ils ont le même antagoniste : l'indifférence. Si l'amour est un sentiment vif qui pousse à vouloir du bien à quelqu'un, la haine est un sentiment violent de détestation qui pousse à lui vouloir du mal, à se réjouir du mal qui lui arrive, à souhaiter l'abaisser, l'humilier, le détruire. Ils ont en commun d'être un sentiment propre à inspirer les passions, qui relie deux personnes dans une relation de dépendance, dans l'impossibilité de faire abstraction de l'autre. La haine est une passion triste, selon le mot de Spinoza, l'amour une passion joyeuse, nous dit Deleuze. Mélanie Klein suggère que l'amour et la haine sont liés dans une relation d'ambivalence[18] et constituent l'un et l'autre les deux faces de la même pièce. L'amour serait la face noble, joyeuse, créatrice, réparatrice. La haine, la face cachée, triste, destructrice. Ainsi, suggère Mélanie Klein, lorsque l'on croit aimer à la folie, on détesterait aussi à la folie, potentiellement, en arrière-plan. C'est l'ambivalence des sentiments. On peut blesser, souffrir, se détruire, tuer ou se tuer par amour.

---

[18] Mélanie.Klein et Joan.Rivière, *L'amour et l,a haine*, Payot et Rivages, 2001

La littérature et la vie nous donnent de nombreux exemples, d'amours contrariés, de ruptures déchirantes, où la haine parle, prend le dessus, devient la règle. Qu'on songe à l'amour passionné d'Ariane et de Solal, dans le chef-d'œuvre d'Albert Cohen[19]. En cherchant l'absolu, l'amour passion conduit les deux amants à se déchirer et à se détruire absolument. D'autres images viennent, qui nous montrent cette ambivalence des sentiments. Je pense à ce jeune enfant qui se roule par terre, devant sa mère qui doit sortir. Il hurle, il s'agrippe à elle, il essaie de la retenir et, finalement la roue de coups de pied et de poings. Il l'aime. Il veut lui montrer son amour. Il lui montre l'angoisse, la souffrance que provoque sa potentielle disparition. L'amour est une relation de dépendance aux enjeux narcissiques primordiaux. C'est une relation d'addiction, où chacun exerce un pouvoir sur l'autre et peut, en se dérobant, provoquer une douleur destructrice, réactualiser une blessure archaïque, celle, justement dont parle Mélanie Klein, celle du tout petit enfant avec sa mère, celle du sentiment d'abandon, du sentiment d'anéantissement éprouvé lors de ses absences.

Le désir d'être tout, la peur de n'être rien

L'amour met en jeu le narcissisme en plaçant le sujet entre le désir d'être tout et la peur de n'être rien. Aimé, nous avons l'impression d'être « tout » pour l'autre ; du moins c'est ainsi que nous aimons nous voir dans les yeux de l'être aimé. Mais lorsque l'autre, l'objet d'amour se dérobe, vient la sensation de n'être plus « rien ». Ce passage du « tout » au « rien » est vécu comme une mise en jeu narcissique profonde, vitale, et on sait combien les régressions sont fréquentes, qui viennent rappeler ce que Winnicott, l'autre

[19] Albert Cohen, *Belle du Seigneur*, Gallimard, 1968

grand psychanalyste de la petite enfance nomme une *angoisse inimaginable.* Il nomme ainsi cette angoisse douloureuse qui submerge le tout petit bébé lorsque son premier objet d'amour, celui dont il dépend pour vivre, s'échappe, se dérobe, disparaît, et se révèle être une *autre*, créant le manque, juste après le sentiment de confusion initiale, après avoir éprouvé qu'elle n'était qu'une partie de lui.

Dans *La métamorphose*, Kafka[20] décrit très bien ce passage du *tout* au *rien*. Gregor Samsa habite encore chez ses parents. Il éprouve du jour au lendemain la plus angoissante des transformations : l'amour de ses parents se métamorphose en dégoût et en haine. Il est devenu à leurs yeux, mais aussi pour lui-même, un horrible cafard. Cette transformation est fantasmée comme la conséquence de l'impossibilité de se conformer à ce qu'on attend de lui, apparente condition pour être aimé de ceux qu'il aime. Il doit alors faire face à l'horreur qu'il inspire et au désir violent de sa mère et de toute la famille de l'écraser du talon. Le jeu des désirs se déploie sur des enjeux narcissiques. Gregor ne peut se conformer au désir de l'autre, il ne peut plus cacher la réalité de ce qu'il est : son refus d'une activité professionnelle dépourvue de sens et probablement aussi son homosexualité. En entrant dans sa chambre, un matin, sa mère découvre à la place de son fils, cet épouvantable cafard. Pour éviter l'écrasement Gregor se réfugie sous son lit. Il l'entend alors se demander où est son fils chéri et pourquoi il a disparu. Cette allégorie de la honte,[21] sous forme de métamorphose, interroge la puissance du regard de l'autre et de son effet miroir. Elle illustre la problématique de l'identité et du rapport à l'autre.

---

[20] Franz Kafka, *La métamorphose*, Folio classique, 2000
[21] Saul Friedländer, *Kafka, poète de la honte,* Seuil, 2014

Gregor Samsa se sent façonné par le regard de l'autre, par le désir de l'autre. Pris dans les enjeux narcissiques de la relation d'altérité, l'être humain oscille entre le désir impossible d'être tout et la peur de n'être rien ; entre le désir d'être reconnu, aimé et la peur d'être rejeté, nié, ignoré, méprisé, ou haï. Il s'agit bien d'une double quête liée à la relation : quête d'identité et quête d'amour.

De la position mégalomaniaque à la relation duelle

Pour Mélanie Klein qui s'intéresse, comme Winnicott, au développement psychique de la toute petite enfance, la haine et l'amour viennent au moment où « l'autre » apparaît, prend forme, se distingue du sujet en devenant un non-moi autonome qui lui échappe. Au tout début, la première autre, la mère, n'est pas encore perçue comme une autre. Le tout petit n'a pas encore la maturité pour cela. Il se confond avec elle. Il est à la fois elle et lui. Il est tout. Il ne ressent ni haine ni amour. Mais cela ne dure pas. La conscience de la réalité s'élabore progressivement. La mère s'absente. Elle a une vie ailleurs. Petit à petit le nourrisson en prend conscience. Elle se différencie de lui. Elle devient une autre, accaparée par la vie, par les autres, par autre chose. Et cette découverte est vécu par le tout petit comme une grande menace, un risque mortel. En découle *l'angoisse inimaginable* qui oblige le nourrisson à élaborer des systèmes de défense pour faire face. Winnicott évoque *l'objet transitionnel,* le doudou, qui lui permet de se réfugier dans un espace psychique particulier, pour *halluciner* la présence de la mère, lorsqu'elle s'absente.

Le tout petit vit alors, pour la première fois l'expérience du manque. Privé de cette illusion de former un tout avec l'objet premier, le petit d'homme désire son retour. Cette mère en s'absentant le renvoie à ce qu'il éprouve comme une intolérable dépendance vitale à un non-moi, énigmatique, un autre, incertain, imprévisible, non-maîtrisable, qui s'échappe. Le tout petit porté par le désir de retrouver ce lieu où l'autre n'existe pas développe alors des stratégies de défense. Mais il se trouve dans un entre-deux où se développe l'alternance des absences et des présences. Lorsque la présence est de retour, l'enfant retrouve un instant l'illusion du premier objet. L'absence qui s'ensuit déclenche la désillusion. Cette phase de l'objet second est une phase d'alternance *présence-absence* ou encore d'*illusion-désillusion*. Mélanie Klein décèle ici la première expérience de haine éprouvée par le nourrisson. Une haine contre cette mère qui se dérobe en le renvoyant au manque, à la non-maîtrise et au risque de mort. La haine a quelque chose à voir avec le désir de possession de l'autre, avec la menace mortelle tout entière contenue dans ce qui nous échappe, avec le désir de retrouver l'objet qui s'estompe en s'absentant. Mais comment haïr cette mère, comment vouloir la détruire tout en espérant son retour ? Comment éviter la rétorsion que la haine inexorablement, peut provoquer en retour ? La psychanalyste suggère l'existence d'un système de défense en deux temps. Le premier est le déni de la haine comme venant de soi. Elle est éprouvée comme le résultat d'une agression extérieure. Le second temps est celui du clivage : la mère est divisée en deux personnes séparées. L'une, la bonne mère, est celle qui permet de revivre l'illusion de la fusion, alors que la mauvaise, celle qui s'absente, génère le mal, le manque et l'angoisse. Le nourrisson peut alors projeter sur la mauvaise mère une haine insoutenable pour ne pas détruire celle qui apporte l'amour et que l'enfant va aimer en retour.

Pour Winnicott, c'est bien l'alternance présence-absence, où s'éprouve chez le tout petit une suite d'illusions et de désillusions, qui conduit le sujet à élaborer, petit à petit, la différenciation moi-autrui. L'ambivalence entre pulsions agressives et pulsion d'amour conduit à *la capacité de sollicitude*. Le petit bébé commence à éprouver le souci de l'autre, à ressentir de l'inquiétude pour lui, quand il se sent responsable de l'absence de l'autre en raison de sa propre destructivité. La capacité de sollicitude lui permet alors de vivre sa culpabilité et de la garder en suspens, dans l'attente d'une occasion de réparation.[22] L'agressivité entraine un sentiment de culpabilité. Quand le bon sein se fait attendre, l'enfant se sent coupable. Il pense avoir été trop « impitoyable ». Il impute la cause de la disparation de l'objet premier au fait qu'il aurait endommagé le bon sein. Comme le souligne Catherine Dupuis-Gauthier, « Contrairement à Mélanie Klein, Donald W. Winnicott ne peut pas concevoir l'existence d'une haine originelle, mais il s'attache à conceptualiser la notion *d'agressivité primaire* et à montrer la place fondamentale de l'agressivité et de la haine dans la construction psychique. » [23]

La destructivité, au cœur de la pulsion

Les différentes approches théoriques dont la psychanalyse nous gratifie mettent l'accent sur le concept *d'agressivité,* source d'énergie liée aux pulsions. Elle est l'un des éléments de la relation avec l'environnement auquel nous sommes liés et dont nous dépendons pour vivre, imbriquée dans la dualité : amour et haine, vie et mort, désir et interdit. Un sentiment de culpabilité se

---

[22] D.W. Winnicott, *Agressivité, culpabilité et réparation* (1984), Petite Bibliothèque Payot, 2004

[23] Catherine Dupuis-Gauthier, *Les destins contrariés de l'amour. L'agressivité et la haine chez Winnicott,* dans Le journal de la psychanalyse de l'enfant, 2016/1 (Vol.6), pp. 95-106

déploie, liée à la haine de l'autre, à la transgression de l'interdit, au souci de réparation, à la capacité de sollicitude et à l'amour. Sigmund Freud, Mélanie Klein, Donald Winnicott, Jean Bergeret, pour ne citer qu'eux s'accordent sur ce point. « *Quelles que soient les options prises par les uns et les autres, il nous faut admettre aujourd'hui la centralité du concept de destruction. Certes, on peut l'interpréter de diverses manières, mais l'essentiel est de ne pas l'occulter.* »[24] Ce concept de destruction est au cœur de la relation. Elle est au cœur de la pulsion où cohabitent Éros et Thanatos.

De la frustration à la castration : autour du complexe d'Œdipe

Dans la relation duelle, la frustration, au sens de l'attente de ce qui ne peut pas revenir, domine, empêchant tout autre investissement possible. L'alternance *présence-absence* de la mère, place le tout petit dans une succession d'illusions et de désillusion se traduit par l'attente de *l'objet premier* et du retour de la position d'omnipotence. Cette attente rend aveugle à l'existence de l'autre. Au fur et à mesure de l'expérimentation de l'enfant, cette position est fragilisée par les absences de plus en plus prégnantes de la mère. Ce n'est plus l'objet premier de la confusion. « Le sujet perçoit et pressent l'autonomie de l'objet, il n'est plus tout à fait aveugle à son existence, mais ce n'est pas encore l'altérité : l'autre est perçu dans le propre registre du sujet, comme un avatar de sa propre création. Il y a une résistance du sujet devant l'interdit du désir, qui n'est pas encore établi, mais que les absences répétées viennent suggérer. Le sujet s'enrobe alors dans le secret avec l'objet second dans une

[24] André Green, Illusions *et désillusions du travail psychanalytique,* Odile Jacob, 2010, p. 149

relation duelle, pour se fermer à l'altérité et retrouver la fusion »[25]

L'attente est une impasse. Il ne s'agit pas d'une simple absence, mais d'une perte définitive. Le retour de la mère ne suffit pas à faire illusion bien longtemps. Avec ses absences répétées, la frustration demeure, malgré une relation exclusivement duelle d'où les autres sont exclus. L'apparition du tiers, théorisée par Freud dans le complexe d'Œdipe permet au petit enfant d'échapper à cette relation frustrante. « Le Tiers est cet autre qui vient s'immiscer dans la relation duelle mère/enfant en rendant visible la coupure, jusque-là ignorée entre elle et lui »[26]. La castration résulte de la révélation par le tiers Œdipien de ce que le tout petit ne pouvait pas et ne voulait pas voir. Il y a une loi de la réalité valant proclamation d'un interdit posé à la fois sur l'objet premier et sur le désir de le retrouver. Il ne s'agit pas seulement de son absence, mais de sa perte irrémédiable et définitive. Telle est la loi. Le sujet intègre alors la fin de la relation duelle et l'obligation d'établir avec l'autre une relation ternaire. Entre moi et l'autre, il y a la Loi, un interdit qui renvoie à la fin de la totalité et de la confusion,

Le sujet passe alors de la frustration – liée à l'absence de l'objet et à l'attente de son retour – à la castration, puisque l'objet perdu est irrécupérable, puisque l'attente ne vaut plus. Un deuil alors devient possible pour entériner la perte ; et le désir de complétude, pour ne pas rester sans objet, se tourne vers un ailleurs, détourne son chemin vers un autre objet d'investissement qui tient compte du manque et de l'altérité, un objet tiers, partiel, symbolique, qui permet de remettre à plus tard le retour paradis perdu. La jouissance

[25] G.Netter, *La relation duelle*, opus cité, p.227
[26] G. Netter, *La fonction tiers*, opus cité, p.227

devient possible autrement, en changeant de position, Le rêve consiste à retrouver l'objet perdu peut-être un jour, en cherchant cet autre objet, incomplet, tiers, symbolique qui donne toute sa place à l'altérité et au manque. L'enfant découvre avec le Tiers, qu'il ne peut plus être dans une position mégalomaniaque, que la relation duelle est une impasse, et que l'autre ne peut être investit que comme un tiers, ni objet premier, ni objet second. Objet tiers qui tient compte de l'autre énigmatique, celui qui échappe, autonome et dépendant, semblable mais différent, radicalement singulier, porteur d'un autre savoir, d'un autre désir, d'une autre manière de donner du sens à ce qu'il est en train de vivre. Ce mouvement, ce changement de position, cette sublimation est pour le sujet une révélation. L'altérité en s'imposant au sujet disqualifie ce qui constituait l'apparence. Le sujet se découvre capable de s'illusionner, de croire une réalité qui n'est pas. Il s'aperçoit que l'environnement peut mentir, ne pas tout dire, induire en erreur. Il s'aperçoit qu'il peut se laisser piéger par son illusion, prendre son désir pour la réalité. Il s'aperçoit que l'autre porte en lui-même son secret ; que l'autre ne dit pas tout ; qu'une autre vérité est à chercher au-delà de l'apparence ; que l'autre est toujours une énigme.

Freud nous présente ainsi le complexe d'Œdipe. Le père est suspecté d'interdire l'accès à la toute-puissance pour l'utiliser à son seul profit. L'interdit doit être mis à l'épreuve pour être accepté. La transgression est le dernier espoir de donner à nouveau existence à l'objet premier de la toute-puissance. La jalousie et la rivalité poussent au meurtre symbolique de celui qui semble accaparer l'objet premier. La prise de conscience de la réalité passe inexorablement par un acte de violence, qui a la valeur d'une transgression initiatique. Mais le meurtre ne mène à rien : l'objet premier ne réapparaît pas et nul ne peut plus en jouir. L'interdit s'applique à tous, même à celui qui révèle la loi. Cet interdit qui s'oppose au désir est constitutif de l'identité humaine.

Ce que Freud nomme les deux interdits fondateurs – l'inceste et le parricide – ne sont en réalité rien d'autre que la métaphore de l'interdit de prendre la place du père dont la toute-puissance – la jouissance de l'objet premier – est fantasmée. L'Homme ne peut pas prendre la place de Dieu, si nous nous référons au mythe biblique de la Genèse, nous comprenons que la violence du désir, cherchant à transgresser l'interdit en prenant la place du père, a une fonction initiatrice. Elle permet à l'être humain d'accepter sa condition limitée ; une condition qui le définit et l'identifie. Si le but du désir demeure de retrouver l'objet premier disparu, celui-ci doit se ranger dans l'album des souvenirs et s'enfouir dans l'inconscient. Le sujet peut alors chercher un autre objet d'attachement, dont la vocation est de remplacer l'objet perdu.

Cet autre objet est un objet symbolique, partiel, qui tient compte de l'altérité, dont chacun peut se servir, pour « aller vers l'autre ». C'est ce que l'on peut appeler *l'objet culturel commun*. Avec cet objet il devient possible de savoir davantage, mais sans jamais tout savoir, de maîtriser un peu plus, mais sans jamais tout maîtriser, d'aimer aussi, mais sans jamais se perdre ou se confondre en l'autre, sans jamais faire disparaître le non-moi dans le moi. Il sera alors possible d'approcher une connaissance partagée de la réalité objective par le truchement du symbolique et de l'imaginaire, tout en assumant sa radicale singularité et sa subjectivité. Se développe ainsi une autre dualité, à laquelle le sujet doit faire face : la réalité objective et la réalité subjective.

Dans cette relation de tiers, le sujet renonce à la toute-puissance tout en continuant à en rêver en secret, et en se disant qu'un jour peut-être, tout-puissant, il le sera. Il accepte la non-immédiateté. Il accepte de passer par la médiation de l'objet culturel commun pour appréhender une réalité et la dualité qui lui est liée : l'objective et la subjective. La frustration n'est plus, puisque le petit homme n'est plus dans l'attente du retour de ce qui est définitivement perdu. La castration est symboligène. Face à la butée de l'interdit, la pulsion est détournée de son trajet direct vers le but. Elle se laisse duper par autre objet et c'est ce détour par un autre objet qui autorise le rêve, l'espoir secret, espoir honteux, qui ne peut se dire : un jour, atteindre le but interdit deviendra possible. Cette sublimation, où s'exerce une capacité à différer, à renoncer à la satisfaction immédiate, consiste à accepter une quête sans fin où il est question de non-savoir même dans le savoir, de non-maîtrise même dans ce qui est maîtrisé, de l'énigme de l'autre, de son secret, de son étrangeté, de sa radicale singularité. Pour Sophie de Mijolla-Mellor,[27] le fantasme d'omnipotence équivaut à la nostalgie d'un accès au sens par contact direct, à un savoir qui saute aux yeux ou s'impose de lui-même et qui provient du lieu où les questions ne se posaient pas. La pensée, comme la quête de savoir, comme la relation d'altérité, est alors prise dans un paradoxe : elle vise à retrouver l'évidence perdue d'un temps sans secret, mais c'est précisément la perte de l'évidence et l'apparition du secret qui la fondent.

Le sentiment d'omnipotence, devenu désir enfoui, insu, appartient alors à l'histoire de chacun, et se vit inconsciemment comme la nostalgie du paradis perdu, nostalgie d'un lieu sans manque, sans altérité et sans attente. Le secret derrière l'apparence, celui que l'on se cache à soi-même ou que l'on cache à l'autre, l'idée que nul

[27] S.de Mijolla-Mellor, *Le plaisir de pensée*, PUF, 1992

ne se donne à connaître d'emblée, demeure la marque de la coupure ou de la séparation entre soi et l'autre. « L'obscène est compris comme un retour du refoulé, irruption sur la scène de ce qui aspire à la disparition inavouable du non-moi, du non-savoir, de la non-maîtrise, du manque, de l'incomplétude et du secret. »[28]

Au-delà de ce qui apparaît comme une obscénité, lorsque le désir échappe à l'interdit pour atteindre son but inavouable, une catastrophe menace l'humanité tout entière. L'augure d'une toute-puissance réalisée est apocalyptique au sens où, brisant les limites de la condition de l'homme, elle vise à le détruire et à anéantir l'humanité. Mary Balmary[29] propose une interprétation clinique du mythe biblique de la Genèse. Élohim exclut l'Homme du secret de la toute-puissance et le serpent révèle le désir qui le pousse : prendre la place d'Élohim pour être Tout-Puissant. Dans le texte biblique, on le sait, l'expérience de la transgression chasse l'homme du paradis et l'assigne aux limites de sa condition. La littérature apocalyptique désigne alors l'ensemble des ouvrages qui contiennent des révélations faites par Dieu aux hommes sur le secret de sa toute-puissance. Ces révélations plongeraient l'homme dans les affres de l'apocalypse en provoquant un effondrement catastrophique mondial. Thanatos se cache dans le désir, Éros se dissimule dans l'interdit ; et ils sont imbriqués l'un et l'autre dans la pulsion. L'interdit provoque un travail de deuil, le désir maintient vivant le rêve. L'homme ne peut dépasser les limites de l'homme ; et si ce qui le caractérise est d'en avoir secrètement le désir, celui-ci doit composer avec l'interdit.

Le rêve de toute-puissance, inavouable, s'inscrit donc dans un objet de substitution qui reconnait l'altérité, le secret, le non-savoir, la non-maîtrise, le doute, le manque,

---

[28] G.Netter, *L'obscène*, article cité

[29] M. Balmary, *La divine origine*, Grasset, 1993

ce que nous avons appelé l'objet culturel commun. Le deuil rend possible l'investissement d'un objet avec lequel le rêve peut se déployer. Le rêve et le deuil sont les deux formes de travail psychique qui permettent à l'homme d'affronter le réel. Le deuil est un rêve qui se défait. Et le rêve défait demeure enfoui dans l'inconscient et poursuit son travail par le truchement de l'objet leurre. Le désir-interdit menace à tout moment de faire retour sur le devant de la scène. La sublimation, le déplacement du désir vaut acceptation de l'humaine condition, qui fonde et identifie le sujet. Être humain c'est accepter de vivre avec le manque, l'incomplétude, l'incertain, le non-moi, le non-savoir, la non-maîtrise, le secret, l'énigme tout en cherchant à atténuer l'insatisfaction et l'inconfort qui en découlent. Mais cette acceptation est fragile. Les deux forces antagonistes désir et interdit se mesurent l'une à l'autre en permanence, chacune attendant la faiblesse de l'autre pour en tirer profit.

L'Homme s'inscrit alors dans une quête sans fin où, grâce à l'interdit, le désir demeure et se relance dans une alternance sans cesse renouvelée d'illusions et de désillusions, en évitant la satisfaction absolue. La relation d'altérité peut alors s'établir et l'autre, le semblable-différent demeure une énigme, porteur d'un autre désir, d'un autre savoir, d'une autre histoire, d'une autre représentation du monde, d'une autre manière de donner du sens à ce qu'il est en train de vivre, d'une autre manière d'élaborer ses systèmes de défense, porteur de son propre secret. Le tiers œdipien permet tout à la fois l'intériorisation de l'inceste et de l'objet premier, la constitution du lien social, l'acceptation de l'altérité et la symbolisation.

Un mythe freudien contesté : Œdipe et la horde primitive

Freud élargit son champ d'investigation. Après la genèse de la relation d'altérité il s'interroge sur l'origine de la culture dans les sociétés premières, en y transposant le complexe d'Œdipe, passage obligé pour accepter l'assignation à une condition limitée. Il forge un mythe[30] autour du meurtre du père, qui permet de conjoindre le père de la horde darwinienne et le totem observé dans les sociétés premières. Il essaie d'élaborer une théorie de la culture et des religions en lien avec la psychanalyse. Avec ce mythe, « Freud montre qu'un drame oublié traverse l'inconscient de tous les âges ».[31] Un jour, raconte-t-il, les frères de la horde primitive se révoltent contre la toute-puissance du père sur les femmes du clan, monopole qu'il s'est attribué et qu'ils convoitent. Ils le tuent et le dévorent au cours d'un grand festin. Mais pour obtenir la jouissance tant attendue, dont ils rêvaient en dévorant le père, il faudrait engager une guerre fratricide de tous contre tous, car la mort du père ne résout rien : le désir de toute-puissance porté par chacun entraînerait la guerre de tous contre tous. Le parricide est vain mais il a une valeur initiatique : la toute-puissance échappe à chacun. C'est avec cette prise de conscience que s'inscrivent la culture et le sacré. Le renoncement commun à la jouissance des prérogatives du père, pour échapper à *la guerre de tous contre tous* entraîne l'apparition de l'interdit de l'inceste et l'obligation d'aller chercher femme hors du clan. Pour sortir de l'état de horde et « faire société », suggère Freud, un totem est créé pour représenter le père, symbole de la toute-puissance, auquel on voue un culte. Le totémisme repose sur l'interdiction des deux crimes : le parricide et

[30] S. Freud, (1913), *Totem et tabou,*

[31] J. Lacan, *Ecrits,* Paris, Seuil, 1966, p. 469

l'inceste. Grâce au totem, un lien symbolique relie les frères de la horde au même culte et au même tabou. A la racine des préceptes du système moral et pénal de l'humanité, le Tabou associe ce qu'il y a de plus sacré avec un caractère inquiétant et dangereux. Quiconque viole le tabou devient à son tour lui-même tabou. On retrouve dans ce mythe l'ambivalence des sentiments à l'égard du père : le tabou est l'interdit, le totem est le désir.

Ce mythe, créé de toute pièce par Freud, associant l'origine du totémisme et de la culture avec le parricide et l'inceste, fut très contesté par les anthropologues qui voyaient d'un œil critique la transposition du complexe d'Œdipe dans les cultures primitives qu'ils étudiaient. Il est alors intéressant de se tourner vers l'anthropologue René Girard,[32] qui met l'accent sur le rôle de la violence fondatrice et de la victime émissaire : « La société cherche à détourner vers une victime sacrifiable, une violence qui risque de frapper ses propres membres, ceux qu'elle entend protéger à tout prix. Toutes les qualités qui rendent la violence terrifiante, sa brutalité aveugle, l'absurdité de ses déchaînements, ne sont pas sans contrepartie : elles ne font qu'un avec la propension étrange à se jeter sur des victimes de rechange, elles permettent de ruser avec cette ennemie et de lui jeter, au moment propice la prise dérisoire qui va la satisfaire. »[33]

L'anthropologue revient sur le complexe d'Œdipe, sur Totem et Tabou et sur les interdits fondateurs de Freud : inceste et parricide. Si pour le psychanalyste le propre de l'Homme et le désir et l'interdit de la toute-puissance, René Girard développe un autre concept, celui de *désir mimétique.* Selon lui, le désir imite le désir de l'autre. « L'homme désire toujours selon le désir de l'Autre » est le

---

[32] R. Girard, La violence et le sacré, Éditions Grasset et Fasquelle, 1972

[33] R. Girard, opus cité, p. 13

postulat du désir mimétique. Dans un jeu de miroir la rivalité mimétique conduirait au conflit entre deux doubles menaçants. Faire de l'autre un double de soi, c'est faire de l'autre un rival. C'est d'une certaine façon vouloir prendre sa place. On pense à la nouvelle de Dostoïevski, *Le double,* dans laquelle le sosie sans domicile fixe d'un employé de bureau bien établi est accueilli, nourri, logé jusqu'au moment il prend la place de son hôte, va à son travail, se fait passer pour lui. Et son hôte se retrouve à la rue sans travail, sans domicile fixe, dépouillé de son identité.[34] Cette perception du double menaçant dont le désir est de prendre la place de l'autre conduit à la guerre de tous contre tous. Et comme il faut bien faire société, on désigne un bouc-émissaire, victime sacrificielle orientant la violence *de tous contre un.* Le bouc-émissaire, sur lequel se déchaîne la violence du groupe, permet d'expulser la violence de *tous contre tous :* il est mis à mort et on lui voue un culte parce que son sacrifice ramène la paix sociale. Le désir mimétique de R. Girard, pourrait renvoyer à l'effet-miroir du regard de l'autre, perçu comme un semblable différent, le mot *semblable* renvoyant l'autre à un double menaçant, portant le même désir de toute-puissance que le sujet.

Le visage de l'Autre, chez Levinas

L'altérité est liée, chez l'Homme, à l'apparition de l'interdit qui s'oppose au désir de la destruction de l'autre, de sa négation, de sa réification, de son anéantissement ; désir d'omnipotence, dont la trace mnésique est enfouie en nous et travaille en secret au point d'introduire dans la relation, en fonction des situations, le retour de la position mégalomaniaque. L'autre, figure – ou représente – l'interdit et, par conséquent, l'obligation éthique.[35] Emmanuel

[34] Dostoïevski, (1846) *Le double,* Gallimard, Folio, 1980
[35] E. Levinas, *Ethique et infini,* livre de poche, 1984

Levinas parle de *l'épiphanie du visage de l'Autre*, au sens où ce visage du semblable radicalement différent est, pour lui, une manifestation de la divinité. « L'épiphanie du visage présente cette possibilité de mesurer l'infini de la tentation du meurtre, non pas seulement comme une tentation de destruction totale, mais comme impossibilité – purement éthique – de cette tentation et tentative. »[36] L'acceptation de l'altérité et des limites de la condition humaine ne peut se faire sans violence, qu'il s'agisse de l'image du meurtre du père ou de la victime sacrificielle. Le désir d'échapper à sa condition pour accaparer le pouvoir d'un dieu demeure ce rêve inavoué, coupable et honteux, enfoui en nous. Au *désir mimétique* de René Girard répond l'effet miroir qui permet de sentir la menace chez l'autre, la violence fondamentale rendant impossible la vie sociale, chacun étant travaillé par la trace laissée dans le psychisme par l'omnipotence initiale. Dans cette approche, l'inhumanité de l'Homme n'est pas rejetée hors de l'humain, elle participe pleinement de son identité en affrontant l'interdit, la culture et le sacré, qui œuvrent ensemble pour maintenir le désir dans le champ des limites qui constituent l'identité humaine. « Le mal dans sa banalité est une charge à porter indéfiniment ».[37] Le double, le semblable menaçant, porte en lui le même désir enfoui de la destruction de l'autre et chacun en miroir se voit dans cette menace. Le désir pousse pour briser l'interdit, et la culpabilité, lié à ce désir, entraîne la culpabilité, voire la honte, cette culpabilité qui ne peut se cacher et qui entraîne, dans le regard d'autrui, le rejet, le bannissement, l'exclusion de la communauté humaine. Comme le dit Winnicott, c'est la culpabilité inhérente au désir de destruction de l'autre qui entraîne une capacité de

---

[36] E. Levinas, *Totalité et infini*, Livre de Poche, Paris, 2006, p. 217

[37] H. Arendt, *Eichmann à Jérusalem. Rapport sur la banalité du mal*, Gallimard, 1966

sollicitude, le souci de l'autre. L'équilibre est instable, déterminé par les deux forces contraires, qui permettent à la fois de continuer le rêve en acceptant le deuil. Emmanuel Levinas associe l'éthique au visage de l'autre. Il y a dans le *visage de l'Autre*, un rappel, un ordre adressé à chacun, qui est une manière de répondre et de s'opposer à la folie des hommes, une obligation éthique qui renvoie à l'altérité radicale d'autrui et à la responsabilité de chacun face à l'interdit.

La culture, la religion, l'éthique : des remparts contre la barbarie ?

La culture, la religion, l'éthique devraient permettre de consolider l'interdit, de détourner le désir de son but et de l'orienter vers le souci de l'autre. Mais ce n'est pas si simple. Si la culture et la religion sont construites sur le renoncement au trajet direct vers le but désiré, ce qui fonde la culture, la religion et l'éthique, demeure la restriction de la liberté individuelle – l'interdit – pour permettre la vie en commun. Pour Freud, au fondement moral du psychisme du sujet, il y a cette instance œdipienne, héritière de l'autorité parentale, qui indique les formes par lequel le désir peut être réalisé en respectant l'interdit : *le Surmoi*. C'est le Surmoi qui permet de passer du Moi-idéal (l'idée d'un Moi tout-puissant) à l'Idéal du Moi (l'idée d'un Moi limité). La culture, la religion, l'éthique, fonctionnent comme un *Surmoi collectif* pour la société. Il existe ainsi une éthique culturelle visant à contenir les pulsions agressives. Mais cette éthique est liée à un sentiment de culpabilité face à un désir toujours présent, qui taraude le sujet. Elle porte en elle l'ambivalence de la pulsion, Éros et Thanatos. La religion voue un culte à un Père tout-puissant ou à des forces toutes-puissantes – Totem et tabou, violence et sacré – pour mieux conjurer les forces qui nous agitent en secret. Mais nul n'y échappe. Et la religion porte en elle l'ambivalence de la pulsion. Et l'on voit aussi les religions laisser l'Homme sortir de l'humain. Les exemples sont si nombreux. L'interdit éthique bride le sujet en provoquant des petites frustrations qui s'accumulent. Freud[38] montre comment la culture elle-même en posant des interdits renforce la revendication pulsionnelle égoïste, débouchant ainsi sur l'hostilité à la culture et à l'éthique. La question est de savoir comment contrôler la pulsion d'agression et d'auto-anéantissement, avatars de la pulsion de mort, imbriquée dans la pulsion vie, au sein même de la culture et de la religion. La loi des hommes, elle-même, chargée de mettre en forme l'interdit fondateur, peut être utilisée pour le contourner, en multipliant des interdits illégitimes et protégeant la toute-puissance de quelques-uns.

Freud ne voit dans la religion qu'une illusion répondant au désir d'être rassuré par rapport à un sentiment d'impuissance et de désarroi qui s'origine dans la puissance du mystère, et dans la culpabilité lié à son propre désir destructeur, vis-à-vis de l'autre, rendu menaçant par l'effet miroir.[39] A Romain Rolland qui lui reproche dans un courrier d'être un « destructeur d'illusions » et de ne pas tenir suffisamment compte du sentiment religieux ou du *sentiment océanique* qu'il éprouve parfois, évoquant l'impression de ne faire qu'un avec l'univers, avec quelque chose de *plus grand que soi*, le psychanalyste répond qu'une telle plénitude est la répétition de celle éprouvée par le nourrisson, le réconfort religieux ne faisant que satisfaire le besoin initial de protection du petit d'homme.[40]

Apparente contradiction, indéfiniment questionnée : le nazisme galvanise les esprits dans un pays où la culture occupe une très grande place. La haine se déploie comme

---

[38] S. Freud, (1930) *Malaise dans la culture,* PUF, 2004

[39] S. Freud (1927*) L'avenir d'une illusion* », PUF, Quadrige, 2013

[40] M. Plon, Le malaise dans la culture. S. Freud, fiche de lecture.

une trainée de poudre. On brûle des livres sur la place publique. A la veille de la Deuxième Guerre mondiale, Freud écrit : *« Nous vivons en un temps particulièrement curieux. Nous découvrons avec surprise que le progrès a conclu un pacte avec la barbarie »*[41] Le progrès s'entend comme l'évolution de la société, sa transformation progressive vers plus de connaissance et plus de bonheur. On imagine un rôle dialectique entre la culture, la religion et l'éthique, poussant l'humanité vers une plus grande humanité. Or, même le progrès peut mettre sa force au service de la destruction de l'autre, au service de la barbarie. Tentant de tirer des leçons de la Shoah, le philosophe Adorno s'interroge : *« Si la barbarie s'inscrit dans le principe même de la civilisation, il peut sembler désespéré de vouloir s'y opposer ».*[42] Il déplore l'impuissance de l'éducation à empêcher la barbarie, même dans un pays cultivé, et lui assigne un but, un seul but : « exiger qu'Auschwitz ne se reproduise plus ». Face à l'impossibilité de contenir toutes les aspirations à la haine, l'éducation pourrait-elle au moins prévenir la capacité à banaliser le mal ? Sans aucun doute, son rôle est là, répond-il.

En 1933, la correspondance entre Einstein et Freud autour du thème préoccupant de la guerre s'engage sous l'égide de l'Institut International de Coopération Intellectuelle rattaché à la Société des Nations. Il sera publié sous le titre *Pourquoi la guerre* ? Einstein y interroge le psychanalyste sur l'appétit des hommes pour la guerre. Celui-ci répond en évoquant des pulsions agressives et destructrices liées à la pulsion de mort intriquée dans la pulsion de vie.

---

[41] S. Freud, (1939*) L'homme Moïse et la religion monothéiste*, Poche, Folio, 1993

[42] T.W. Adorno, (2003) *Eduquer après Auschwitz,* in Modèles critiques, Payot, 1984, pp 235-236

Haine de l'autre, exutoire de la haine de soi

Dans l'ambivalence amour-haine, la haine de l'autre se présente comme la haine de l'interdit ; de cet interdit qui s'oppose au désir de pallier le manque, de retrouver l'objet premier, qui demeure trace mnésique d'une jouissance absolue, rêve d'un lieu d'où les questions ne se posaient pas, où l'autre n'existait pas, où le savoir se goûtait de manière directe dans l'immédiateté du contact, où s'éprouvait l'unicité entre soi et l'autre, entre soi et l'environnement. C'est bien l'autre, dès sa première apparition, avec son énigme, avec son secret, qui ébranle le socle des évidences, instaure le doute et l'incertitude en rendant toute innocence impossible et en traçant le chemin d'une double quête, identitaire, quête de soi en l'autre et quête d'amour, quête sans fin où il est impossible de ne pas s'engouffrer avec une angoisse narcissique, dans un jeu de miroir, en rencontrant l'autre. Et si le visage de l'autre – dit Levinas – me renvoie à l'éthique, c'est qu'il figure l'interdit fondateur, et avec lui, la souffrance et le déplaisir qui lui sont liés ; c'est aussi qu'il est porteur en miroir d'un autre désir enfoui, avec sa part d'ombre, de destructivité, et de haine. Haine de l'interdit, haine de la culture, haine de l'éthique, haine de l'autre, pulsion de mort imbriquée dans la pulsion de vie, avec l'amour. Éternelle ambivalence : Éros-Thanatos, Amour-Haine, Désir-Interdit.

La haine de l'autre est bien un exutoire de la haine de soi au sens où la haine tournée vers l'autre permet de se débarrasser de la haine de soi, en évitant l'autodestruction. La haine dirigée vers l'autre est en réalité la haine de l'Homme, assigné à sa condition limitée et à son désir-interdit de toute-puissance, désir-interdit de destruction de l'autre. Et en miroir, s'éprouve en l'autre, chez lui, la haine que l'on porte en soi contre lui. Dans le jeu des désirs aux enjeux narcissiques (*qui suis-je ?* et *suis-je digne d'être aimé ?*), il arrive que pour être aimé de l'autre, on se laisse aliéner à son désir. La haine, alors enfouie dans le désir de l'autre, nous façonne en devenant haine de nous-mêmes, empêchant l'exutoire de jouer son rôle.

L'AUTRE, LE SAVOIR, LE SECRET

Difficile finitude à accepter. La nostalgie de l'Infini n'en finit pas de venir nous troubler. Cette nostalgie est celle d'un temps sans altérité. Comme le dit le poète Henri Michaux : « L'enfant en son tout premier âge confondait la main, la tête, le sein, la mère et lui-même dans une sphérique sphérifiante impression globale qui n'avait pas de fin... Étrange planète que chacun de nous a été. L'homme est un enfant qui a mis sa vie à se restreindre, à se limiter, à s'éprouver, à se voir limité. Adulte, il y est parvenu, presque parvenu. L'Infini à tout homme, quoi qu'il veuille ou fasse, l'Infini, ça lui dit quelque chose, quelque chose de fondamental. Cela lui rappelle quelque chose, il en vient... »[43].

La découverte de la finitude, du manque, de l'incomplétude, de l'altérité, pulvérise l'évidence première, la confusion initiale, le sentiment d'être tout, à la fois soi et l'autre. Elle laisse le sujet aux prises avec un désordre incompréhensible « si je ne suis pas l'autre, qui suis-je ? », désordre chaotique et menaçant. Le socle de l'apparence effritée, le doute surgit la *défiance*. Défiance envers soi-même, capable de prendre ses désirs pour la réalité ; défiance envers l'apparence, ce paravent susceptible de dissimuler une autre réalité ; défiance envers l'autre, enfin, animé par un autre désir, qui, peut très bien ne pas dire ce

[43] H. Michaux, *Les grandes épreuves de l'esprit*, Gallimard, 1966, p.117

qu'il sait, dissimuler, induire en erreur. C'est sur cette défiance que s'engage l'activité de pensée, dans une quête solitaire, avec la notion de secret. Secret détenu par l'autre, secret à soi-même, secret de ce qui ne se donne pas à savoir immédiatement, d'un seul coup d'œil, par simple contact direct. Les enjeux narcissiques élaborent une rivalité : le désir de toute-puissance sous-jacent, interdit, est désir d'annihiler l'altérité. Nul ne se laisse découvrir d'emblée. L'énigme de l'autre – *qui est-il ?* – engage le sujet sur le chemin de sa propre énigme – *qui suis-je ?* La menace de chaos génère l'angoisse. L'urgence de la vie pousse le sujet à donner du sens à ce qu'il est en train de vivre pour ajuster ses systèmes de défense et aucun ajustement ne peut se développer sans la capacité d'interpréter les situations auxquelles nous nous confrontons. La quête de savoir est une quête solitaire en présence des autres qui peuvent tout aussi bien aider qu'induire en erreur. Le doute est permanent, l'incertitude demeure. Le sujet investigateur rencontre le non-savoir dans son propre savoir. Il a éprouvé la possibilité de s'illusionner sur la réalité. Il est travaillé par l'idée que l'autre, peut-être, sait des choses que lui ignore, et qu'il les garde pour lui, afin de se ménager la toute-puissance. Dans cette quête solitaire, le sujet fait feu de tout bois pour prendre des informations sur lui, sur l'autre et sur le monde, avec toujours le risque de l'erreur et de l'illusion, avec l'inconfort du manque et de l'incomplétude, avec l'impossibilité de tout savoir et de tout maîtriser.

L'activité de pensée s'élabore dans ce contexte, sur cette nostalgie d'un savoir qui saute aux yeux et d'un lieu où l'altérité n'existe pas. Elle s'élabore pour faire face à l'angoisse éprouvée devant le chaos qui menace derrière l'apparence trompeuse, qui se cache dans le non-savoir, la non-maîtrise, le non-moi, l'incertitude. « L'activité de pensée s'instaure sur ce fond de nostalgie d'un temps sans secret, d'une évidence qui n'a pu se maintenir en raison de l'expérience de l'écart entre le désir et la réalité, d'où ont surgi le doute et la destruction des certitudes premières. La pensée visera à retrouver l'évidence qui lui est interdite. Mais elle se trouve prise dans un conflit puisqu'elle cautionne l'absence d'évidence au moment où elle en est portée par le désir, et elle sera condamnée à s'affirmer comme évidence en se contredisant sans cesse. Elle pourrait bien être alors un moyen au service d'une fin, une tentative désespérée pour récupérer l'objet, une illusion permettant de poursuivre le travail de deuil et de vivre avec la perte. »[44]

La pensée, comme le langage, portent la marque de l'incomplétude et du manque. Elle lutte contre le spectre du chaos. Elle se déploie pour y faire face : mettre de l'ordre, donner du sens, combler le manque. Elle vise à atténuer l'angoisse mais elle ne peut évacuer ni le doute ni la défiance. *La parole* elle-même porte la marque de l'incomplétude : non seulement elle ne peut tout dire, mais elle peut dire indifféremment le vrai ou le faux. Elle porte en elle le secret. Elle relie les sujets entre eux, en prenant acte de l'écart qui les sépare et qui signe la présence du secret. « Nous savons bien que sous chaque langue gît le secret : aucun individu ne saisit ce que l'autre lui dit, tant les espaces entre les mots sont irréductibles. Parce qu'il est instrument de communication, le langage dissimule autant qu'il manifeste. La transparence de la langue met à égalité la puissance du message et la dissimulation »[45]

Aucune théorie humaine, aucun savoir, aucune idéologie, aucune parole, ne peuvent prétendre englober la totalité du réel. Ainsi demeure-t-il du non-savoir à l'intérieur même du savoir, de la non-maîtrise à l'intérieur même de ce que l'on maîtrise, du non-moi à l'intérieur du

---

[44] S. Mijolla-Mellor, *Le paradis perdu de l'évidence*, in Le plaisir de penser, PUF, 1992, pp.65-66

[45] Y-H. Bonello, Le secret, PUF, Que sais-je ? 1998, p. 34

moi ; le spectre du chaos, menaçant, caché derrière l'apparence, et le risque de l'illusion, demeurent. Et toutes les constructions, les interprétations, les mises en ordre, portent en elles leurs failles et leurs fragilités. L'idée d'un savoir à aller chercher au-delà de ce qui se donne à voir d'emblée, de ce qui apparaît évidence, de ce qui est su, de ce qui est dit, persiste. C'est la marque de l'incomplétude. C'est la marque du secret. L'inconfort, l'insatisfaction la défiance pousse le sujet à l'investigation permanente. L'homme ne peut que tendre vers plus de savoir et c'est ce qui s'appelle apprendre ; il ne peut que tendre vers plus de maîtrise, et c'est ce qu'on appelle se perfectionner ; et le moi ne peut s'élaborer qu'en interaction avec le non-moi, dans une relation embrouillée, où les conflits inter et intra psychiques dominent, où chacun plonge dans des enjeux narcissiques vitaux, où il est question de quête d'identité et d'amour. Les processus *d'imitation* et d'*identification,* constitutifs de l'identité du sujet, traduisent bien la présence du non-moi dans le moi. « L'identification est un processus psychologique, par lequel un sujet assimile un aspect, une propriété, un attribut de l'autre et se transforme, totalement ou partiellement, sur le modèle de celui-ci. La personnalité se constitue et se différencie par une série d'identifications ».[46] L'altération du moi par l'autre est au cœur de la relation d'altérité, avec ce dilemme : ne pas se laisser aliéner par le désir de l'autre, ne pas prendre sa place, ne pas seulement « vouloir être lui en miroir ». Se nourrir des autres tout en assumant une radicale singularité, au risque pris de n'être pas conforme à ce qu'ils attendent de nous, au risque pris de n'être pas aimé, de n'être pas reconnu, mais, en arrière-plan, avec le désir d'être tout et la peur de n'être rien : tel est l'enjeu.

---

[46] J. Laplanche et J-B Pontalis, *Vocabulaire de la psychanalyse,* PUF, 1967

« Je suis ce que je fais de ce que les autres ont fait de moi », disait Sartre en parlant de la liberté et de la responsabilité du sujet dans l'élaboration de son identité.[47] Il y a bien un travail du sujet sur ce que l'autre a fait de lui, ou cherche à faire de lui. Et cela suppose un travail sur la frontière entre le moi et le non moi, sur l'enveloppe contenante du *Moi-peau*[48], du *Moi-pensant* et du *Moi-secret,*[49] avec le risque de se perdre en devenant l'autre ou de faire de l'autre un double de soi-même. *L'inquiétante étrangeté*[50] est précisément ce trouble de la frontière entre le moi et le non-moi, avec en arrière-plan la célèbre phrase de Rimbaud : « Je, est un autre ». Au cœur de cette relation d'altérité, de cette inquiétante étrangeté, de moi à moi, de moi à l'autre, et de l'autre à moi, le manque et l'incomplétude ont leur traduction dans ce qui se qui se présente comme un secret. *Secret à soi-même* : l'inconscient. *Secret face à l'autre* : je choisis ce que je peux ou veux lui dire et ce que je garde pour moi. *Secret de l'autre face à moi* : il ne me dit pas tout. *Secret de l'apparence* : il n'y a pas d'évidence, tout ne se laisse pas découvrir d'emblée, le savoir est à aller chercher derrière ce qui le cache.

Face à l'épreuve de l'incomplétude

La quête de savoir est la quête fantasmée de la vérité de l'évidence, celle du paradis perdu, celle du lieu où les questions ne se posaient pas. Le secret alors était

---

[47] J.P. Sartre, (1952) *Saint Genet, comédien et martyr,* collection Tel n°377, 2011, Gallimard

[48] D. Anzieu, *Le Moi-peau*, Dunod, 1995

[49] G. Netter, *Moi-peau, Moi-pensant, Moi-secret* in Le Trouble de l'enseignant face à l'échec scolaire d'un enfant adopté, L'Harmattan, 2005, pp. 169-171

[50] S. Freud, (1919) *L'inquiétante étrangeté*, Folio Gallimard, 1988

insoupçonné. Au temps de l'innocence, il n'y avait ni énigme, ni mystère. Mais l'épreuve de la castration évoque une vérité indifférente à mon désir. Le manque me renvoie à un savoir incomplet et la relation d'altérité nous convie à des enjeux narcissiques qui se font concurrence et dualité défiance-confiance demeure au premier plan. Chacun doit tracer son propre chemin en assumant une solitude en présence d'autrui. Chacun doit mener sa propre enquête pour s'approprier le monde, pour s'y ajuster, sans pouvoir éviter le risque, inhérent à l'incertitude. C'est un chemin que nul ne peut faire à la place du sujet. Et il est entendu que tout savoir, toute théorie, toute idéologie, qui prétend à la totalité ou à l'absolu, qui évacue le doute et l'idée du savoir-manquant, porte en germe le désir de toute-puissance, inexorablement liée à la haine et la destruction de l'autre.

Dans ce contexte, le sujet *vulnérable,* soumis à la fois au désir illimité et à la butée de l'interdit, est en interaction permanente avec l'environnement. Il est *complexe* – conscient et inconscient – *global* – physique, historique, psychologique, social, économique – et *singulier* – à nul autre pareil. Il mène un travail pour surmonter ses divisions et ses limites, pour les assumer, ou du moins, pour pouvoir composer avec elles dans une recherche d'identité minimale et cohérente. Il est continuellement confronté à des choix et doit faire face à une double réalité. La *réalité objective*, celle qui existe indépendamment du lui, de son implication, de ses affects, de ses angoisses, de ses désirs, et *la réalité subjective*, propre à chacun. L'incomplétude dessine un écart irréductible entre les deux. Dans cet écart s'engouffre l'énigme et la menace de *chaos* ; la pensée, le savoir, la culture, viennent répondre à l'angoisse ; le secret, l'altérité et les enjeux narcissiques se déploient sur le thème de la double quête, d'identité et d'amour. S'y trouve consacré la permanence d'un savoir-manquant, dont le spectre est le chaos, la part d'ignorance étant susceptible de remettre en question tout ce que j'ai élaboré pour donner du sens à ce que je suis en train de vivre et organiser mes systèmes de défense.

Le chaos, le mystère, le secret, l'énigme

Pour l'Homme, la représentation de ce savoir-manquant prend la forme d'un *secret,* un savoir-interdit détenu par d'autres, qu'il est possible d'aller chercher. *Le mystère*, qui envisage la non-réponse ou l'inaccessibilité de la réponse, devient *secret* au sens où la réponse est imaginée existante, dans ce monde, cachée quelque part, détenue par quelqu'un, et qu'il est toujours possible d'aller chercher. Qu'il s'agisse du secret du pouvoir divin : celui de l'arbre de la connaissance, dans la Genèse. Qu'il s'agisse de celui des parents : comment on fait les enfants ? Qu'il s'agisse encore celui de ceux qui savent : les professeurs et les différents experts. Le secret est préféré au mystère qui angoisse, qui débouche sur le vide et le chaos. Le secret rassure : il permet d'imaginer la réponse accessible. Le secret se comprend alors comme la métaphore du *mystère* – le secret divin – ou de l'*énigme*. Il représente cette part inaccessible, impossible, que Lacan appelle le Réel. C'est le secret sacré où se crée le savoir humain. Il affleure dans le résidu de non-savoir toujours présent dans le savoir. Dans ce résidu qui demeure énigme, secret, mystère, nous pouvons percevoir un éclat insaisissable du Χάος / Kháos, « concept issu de la mythologie grecque renvoyant au commencement confus de toutes choses, au désordre absolu, à l'image de ce qui existait avant les dieux, avant les mortels, avant le langage, et d'où tout est issu. »[51] Le *kháos* ou dans sa version hébraïque le *Tohu-Bohu*, est la source originelle et

---

[51] J. Schmidt, *Dictionnaire de la mythologie grecque et romaine,* Larousse, 2017, p.82

originale, la possibilité de tout, le mouvement secret dont tout procède et auquel tout retourne, abîme sans fond, au fondement de toutes choses.[52] Pour passer du mystère au secret, l'homme effectue un mouvement qui le conduit de la transcendance à l'immanence. Il peut affronter ainsi avec un peu moins d'angoisse, ce qui échappe et ce qui reste ignoré. Le secret figure à la fois ce qui sépare et ce qui relie les sujets entre eux à travers le manque et le désir de complétude. Il convoque en même temps le désir et l'interdit. Il est au cœur de la relation d'altérité. Il signe cette condition partagée où s'éprouve la difficile confrontation aux limites, la recherche du sens, les préoccupations narcissiques, le désir d'être tout et la peur de n'être rien. Le *khάos* ou le *Tohu-Bohu*, cette confusion absolue, ce désordre insaisissable, mouvant, imprévisible, indéterminable, irreprésentable, menace toujours nos mises en ordre et nos élaborations de sens. Le langage, l'art, la culture, la pensée, portent en eux un éclat du *khάos*, du mystère, de l'énigme, du secret, du sacré et nous en protègent en atténuant l'angoisse. Réponses créées par l'Homme pour y faire face, constructions fragiles, à la fois collectives et subjectives.

Le secret est d'abord celui de l'objet premier, celui de la mère qui provoque l'illusion chez le tout petit avant de se dérober mystérieusement. Et c'est en éprouvant la frustration grâce aux absences répétées de la mère, que le tout petit pressent l'existence d'un secret dont il est exclu. L'existence du secret se trouve ensuite confirmé grâce à la castration. Si le sentiment d'être tout n'est qu'une illusion, la réalité jusque-là perçue a été dissimulée par l'autre. Le secret apparaît alors co-existant au genre humain, *co-naissant* si l'on peut dire, au cœur de la relation d'altérité. La quête solitaire du secret à aller chercher organise la

[52] R. Liogier, *Khάos. La promesse trahie de la modernité,* Les liens qui libèrent, 2023.

relation aux autres et génère l'activité de pensée dans toute sa diversité pour échapper à l'angoisse du chaos : religion, philosophie, sciences, rites, mythes, art, techniques et technologie. En liant la quête de savoir à la relation d'altérité, le secret ouvre l'espace du rêve et installe toute la palette des affects contradictoires : de la jalousie à l'envie, de l'amour à la haine, de la défiance à la confiance, de la complicité à la trahison. Le secret transpose dans sa structure même le désir et l'interdit – de savoir et de révéler – associé au couple amour haine, qui se traduit par le choix de la confiance et/ou de la défiance.

Le secret se comprend comme un travail du sujet pour instaurer un espace privé, personnel, intime, marquant la coupure entre lui et l'autre pour rendre possible la relation. S'y déploient le jeu des désirs et les enjeux narcissiques, jeu de pouvoir et d'emprise. S'y trouve mis à l'épreuve l'image de soi et l'*identité*, le désir de reconnaissance ou d'*amour* et le double mouvement affectif : le désir d'être tout et la peur de n'être rien. Ainsi l'existence pressentie d'un secret chez l'autre, d'un savoir dont on est exclu, nous fait éprouver le manque, et vient capter notre désir. Le détenteur d'un secret s'installe alors dans une position de séduction, puisqu'il détourne le désir de l'autre vers lui. Mais au jeu des désirs, l'ambiguïté n'est pas absente : au lieu d'entretenir le dialogue des désirs, certains n'utilisent l'autre que pour fortifier leur propre désir à travers son emprise et sa maîtrise. « C'est ce qui se passe parfois à cause du désir d'omnipotence chez certains enseignants qui veulent initier l'élève avec une force que l'enfant perçoit comme intrusive, les yeux de l'enseignant fixés sur lui étant alors le symbole de la pénétration et de l'effraction de son espace secret ».[53] Avoir un secret confère un pouvoir sur l'autre et ne rien en révéler tout en laissant deviner son existence prend la valeur d'un refus face au désir de l'autre.

---

[53] M. Postic, La relation éducative, PUF, 1994, pp. 243-247

Le secret joue alors le rôle d'un instrument de plaisir dans la relation à l'autre et à soi-même, qu'il s'agisse du plaisir de le posséder ou de celui de refuser de répondre à la satisfaction de la curiosité de l'autre ; il devient difficile de s'en passer, il est difficile de le tarir. Confronté au secret détenu par l'autre, le sujet est soumis à une terrible force d'attraction qui réveille le désir d'un savoir fantasmé absolu, total, comblant. Mais comme aucune révélation ne répond à l'attente de la totalité perdue, la fin du secret en effaçant l'espoir du comblement s'avère insupportable. S'y retrouve l'ambivalence et la dualité : amour-haine, désir-interdit, Éros-Thanatos : « Maintenant, Ils étaient en passent de connaître le secret. Et ils ont été saisis de deux terreurs : que le secret fut décevant et que, devenant connu de tous, il ne resta plus aucun secret… »[54]

La capacité du sujet à conserver un secret, à cacher ou à masquer ce qu'il sait, instaure les soupçons et la méfiance en suscitant l'imagination et les fantasmes. Le secret consacre une dichotomie entre la véracité de l'être et la fausseté du paraître ou du pare-être : « par la vie affective, nous avançons tous masqués sur la scène du monde, nous devenons autant d'énigmes pour autrui, le sens de ce que nous disons est autre que le sens de ce que nous faisons, de sorte que le même mouvement qui lie les hommes les uns aux autres par l'affection est aussi l'instauration du soupçon et de la méfiance ».[55] La transparence est une illusion ; l'immédiateté de l'évidence est un leurre. Alors que le principe de plaisir pousse le désir vers le retour de la transparence, le principe de réalité crée l'inaccessibilité et l'opacité.

Le secret est un défi qui invite au décryptage. Il s'agit de reconquérir un sens perdu, corrompu par des abus et des

---

[54] U. Eco, *Le pendule de Foucault*, Grasset, 1990, pp. 631

[55] P. Trottignon, *Affectivité,* in Encyclopedia Universalis, vol1. 1980, p.319

déformations qui masquent, voilent, dissimulent et taisent, tout en montrant et en disant par le truchement de signes dont le sens est à aller chercher au-delà de l'apparence trompeuse. Comme chaque nouveau sens révèle une nouvelle apparence susceptible d'être une nouvelle dissimulation ou une nouvelle tromperie, la vérité absolue et la transparence recherchée, recule comme la ligne d'horizon quand on s'en approche ; et la méfiance vient poser le doute sur toutes les certitudes. Ainsi se trouve transposé l'écart inéluctable entre la réalité objective et la réalité subjective. « Si la finalité du doute est l'obtention d'une vérité, celle-ci ne se confond pas avec la certitude absolue, figement de la pensée en proie à l'évidence. La vérité est vouée à demeurer fantasme qui oriente une quête et ne s'atteint que sous forme partielle, alors qu'on la voulait absolue »[56]

La théorie psychanalytique imagine ce fonctionnement secret du psychisme appelé *inconscient,* espace intérieur, permettant de maintenir secret, par le processus de refoulement, tout ce que le sujet sait sans savoir qu'il le sait. Le secret est alors indispensable à l'organisation psychique du sujet. « On peut considérer l'espace du secret comme le territoire propre du sujet où sont conservés par lui les éléments qui avaient assurés son identification primaire. C'est à protéger cet espace que sert le secret : défense contre l'intrusion intolérable qui risquerait de léser le sujet dans cette partie fondatrice de son histoire qu'il héberge et dont il craint d'être dépouillé »[57]

La possibilité de garder des secrets conditionne la liberté de penser. « Se préserver le droit et la possibilité de penser exige que l'on s'arroge celui de choisir les pensées que l'on

---

[56] S. Mijolla-Mellor, *Le plaisir de penser*, PUF, 1992, p. 128

[57] V. Smirnoff, *Le squelette dans le placard*, in Du secret, NRP, n°14, Automne 1976, Gallimard, p.41

communique et celles que l'on garde secrètes. Il s'agit-là d'une condition vitale pour le fonctionnement du *Je* »[58]

On sait que le rêve de toute dictature est d'instituer une police de la pensée et d'abolir l'espace privé pour rendre impossible l'émergence de toute pensée autonome. Le droit de penser et de parler en homme libre inclut le droit de garder sa pensée et ses mots pour soi. En cela, le respect du secret est un droit de l'Homme, une condition pour la pensée et pour la liberté individuelle. La suppression de l'espace secret du sujet, fusse au nom d'un impératif social, implique le désir de le réduire au statut d'objet, de le soumettre au pouvoir d'un autre, de nier son désir et sa pensée en lui ôtant sa liberté et son identité, de le confondre, de le mettre à mort. Le secret est constitutif du sujet divisé – conscient/inconscient – qui se masque pour se montrer, qui se cache en se dévoilant, et qui ne se donne jamais totalement à lire, ni aux autres, ni à lui-même. Sans le masque, le sujet ne pourrait être une personne. Le mot « personne » désigne aussi bien l'être humain que son absence et renvoie au mot latin *persona* qui voulait dire aussi bien le masque de l'acteur, que la voix, celle qui parlait derrière le masque.

Le secret mis en scène

A travers les mythes et la littérature, l'Homme met en scène le secret qui le tourmente. Les mythes ont pour fonction de donner une représentation maîtrisable de ce qui est inaccessible. Ils constituent une mise en forme des fantasmes de l'être humain confronté au drame du manque. Ils permettent une représentation, une mise en scène du secret et des angoisses archaïques qui lui sont liées. Pour les psychanalystes, le mythe est un outil permettant d'éclairer

---

[58] P. Castoriadis-Aulagnier, *Le droit au secret, condition pour pouvoir penser,* in Du secret, NRP, n°14, automne 1976, p. 142

la structure, l'ordre et la dynamique de la vie psychique de l'individu. La compréhension de sa propre affectivité passe par cette chaîne de traditions qui rattache un homme à ces archétypes du plaisir, de la douleur, de l'angoisse que sont les mythes de sa tradition propre. « Pour un Européen, il est impossible de comprendre la vie affective sans la médiation d'Œdipe, d'Antigone, d'Abraham, de Moïse, de ces figures mythiques. Une multitude de traditions existent impliquant d'autres rôles que les nôtres, mais tout homme ne peut se dire lui-même homme, ne peut définir ses propres états, vécus comme sentiments et passions et non comme irruption cataclysmique de la force pure, que par la médiation des mythes et des traditions qui sont consubstantiels à la constitution des pulsions psychiques. Lorsqu'on enlève à des hommes la tradition mythique de leur affectivité, ce qui peut se faire par l'agression colonisatrice, mais aussi par le gavage de la civilisation de consommation, on les condamne à un état de préculture tout proche de la violence. »[59]

Le secret divin

Le récit biblique raconte qu'au jardin d'Eden, Adam se croit seul jusqu'au moment où une voix se fait entendre pour proclamer l'interdit sur les fruits de l'arbre de la connaissance. L'interdit est proclamé sous peine de mort. Cette voix révèle au premier homme, à la fois l'existence de l'Autre, et l'existence d'un secret dont il est exclu. Non seulement Adam ne peut oublier l'existence de cet interdit, posé sur des fruits jusque-là inexistants pour lui, mais il éprouve immédiatement le désir coupable de la transgression. En suggérant qu'Élohim, tel un tyran égoïste ne veut pas partager son secret avec l'humanité pour rester seul omnipotent et omniscient, le serpent exprime le désir

---

[59] P. Trottignon, article cité, 1980

irrésistible de l'humain : prendre le pouvoir d'Élohim. Mais Adam prend vite la mesure de son impuissance : la transgression ne suffit pas. L'altérité signe les limites de l'humanité, l'irréductibilité du secret divin, et les limites de sa condition. « Reconnaître un autre sujet, c'est toujours accepter une limite à sa propre puissance. Si nous l'acceptons, c'est que nous gagnons ce que la toute-puissance ne peut donner : la présence. Présence de l'autre qui peut aussi parler, présence bonne, non imaginaire, non mêlée à soi. Le serpent propose de manger le fruit de l'arbre, de détruire l'interdit qui rendait possible la présence réelle. » [60] Deux paroles s'affrontent en l'Homme : celle de l'interdit et celle du désir. Celle d'Élohim, et celle du serpent. « Discerner entre l'usage symbolique de la parole – qui sépare pour réunir – et son usage diabolique – qui divise en confondant – est vital pour l'humain. Le second usage mène à la destruction du sujet tandis que le premier mène à son advenue, à l'alliance avec d'autres, au bonheur de l'être avec l'autre »[61]

Loin d'apporter la jouissance attendue, la dégustation savoureuse du fruit défendu a pour conséquence un sentiment de culpabilité auquel s'ajoute la prise de conscience de la nudité et la découverte de l'altérité, irréductible. En proclamant le secret, Élohim établit la différence entre le créateur et sa créature, mais également entre Eve et lui qui peut devenir sa compagne, alors qu'il la prenait pour une partie de lui. L'expérience de la transgression fait apparaître les différences comme irrémédiables et définitives. Puisque la dégustation du fruit n'efface pas l'Autre, le secret divin est inviolable et l'homme fautif est un homme nu, honteux, qui se cache et se met à l'écart. Le secret lui apparaît soudain indispensable, non seulement pour se protéger des foudres

[60] M. Balmary, La divine origine, Grasset, 1993, pp. 65-66
[61] M. Balamary, *opus cité*, 1993, p.66

divines, mais encore pour éviter la honte ressentie par l'impuissance et la transgression. Même en cachant sa vérité derrière une feuille de vigne, même en se dissimulant dans un bosquet, il ne peut échapper au regard impitoyable et courroucé d'Élohim. « La peur vient en celui qui se croit désormais « dévorable » comme il a lui-même dévoré l'interdit. Quelle était donc cette loi pour que sa violation ait de tels effets sur la conscience de soi ? Ton acte envers l'autre t'a raconté sur toi-même quelque chose. S'il n'y a pas de frontière, il n'y a plus de séparation protectrice : tu es nu. »[62] Étape obligée qui conditionne le devenir de l'homme, la transgression initiatique entraîne la colère divine, l'obligation faite à l'Homme, pour toutes les générations à venir, de se vouer à une tâche, à un travail, à un labeur. Le châtiment est terrible car il souligne la perte définitive de l'Eden. Le deuil alors peut s'élaborer et conduit finalement, à travers des pulsions réparatrices à l'énoncé de la Loi et de la culture constitutive d'identité humaine.

La bibliothèque de Babel

Dans l'une de ses nouvelles[63], l'écrivain cubain Jorge-Luis Borges éclaire la puissance du secret et la dynamique qu'il entraîne. Il imagine la totalité de la culture humaine stockée et exposée sur les étagères d'une bibliothèque à l'architecture labyrinthique, composée de pièces hexagonales, reliées entre elles par des couloirs et des escaliers, avec un jeu de miroirs brouillant les pistes, espaces infinis où chacun peut se perdre. Les livres s'entassent sur les étagères. Ils contiennent tout ce qu'il a été possible d'exprimer dans toutes les langues depuis le

---

[62] M. Balmary, opus cité, 1993, p.66

[63] J.L. Borges, *La bibliothèque de Babel*, in *Fictions*, Folio Gallimard, pp.71-81

début de l'écriture. L'ensemble du savoir humain qui prétend donner une cohérence au chaos se trouve ainsi totalement conservé, rangé, mis en ordre méthodiquement, de manière quasi-obsessionnelle : chaque pièce hexagonale comporte le même nombre d'étagères, chaque étagère le même nombre de livres, chaque livres le même nombre de pages, chaque page le même nombre de mots. Les lecteurs s'engagent alors dans une quête éperdue avec l'espoir fou d'accéder à cette totalité susceptible d'apporter la fin du manque de savoir.

Mais l'ordre obsessionnel ne suffit pas à effacer le désordre auquel confronte la totalité. D'une part dans le *tout* se cache les pièges du mensonge et de l'erreur qui viennent se glisser au même titre que le savoir vrai dans les écrits des hommes, et d'autre part le lecteur acculé à ses propres limites est dans l'incapacité de tout lire pour acquérir le savoir total susceptible d'expliquer l'inexplicable et d'apaiser l'angoisse qu'il génère. S'impose alors un travail de synthèse, travail de déconstruction et de reconstruction visant à donner du sens à la totalité, impliquant l'exercice d'un jugement, d'un choix entre l'utile à retenir et l'inutile à oublier ou à rejeter. Inévitablement, un tel travail comporte une part de subjectivité et entérine de fait l'inaccessibilité du savoir total, en enclenchant la concurrence entre les chercheurs. Ainsi paradoxalement, la totalité stockée rend aveugle au savoir total alors que celui-ci se dissimule en elle.

La quête du chaînon manquant passe alors, pense-t-on, par la quête d'un seul livre, synthèse éclairée de tous les autres, certainement déjà écrit par quelqu'un, mais noyé dans la multitude, exposé sur une étagère quelconque au sein de la bibliothèque. Ainsi se trouve fantasmé le savoir convoité : il existerait un volume, dissimulé dans la bibliothèque, donnant la clef de la totalité, permettant de tout savoir. Il suffirait de le découvrir. Jose Luis Borges parle du désarroi éprouvé devant la certitude de cette synthèse existante et introuvable, cachée sur une étagère, livre parmi les livres que rien ne distingue d'un autre. Quelqu'un, pense-t-on, doit avoir un jour trouvé ce livre. Celui-là possède le secret, retrouvant ainsi le pouvoir des dieux. Et forcément, il garde ce savoir manquant pour lui ; pour préserver cette toute-puissance fantasmée de la convoitise des autres. « Sur quelque étagère, raisonnait-on, il doit exister un livre qui est la clef et le résumé parfait de tous les autres : il y a un bibliothécaire qui a pris connaissance de ce livre et qui est semblable à un dieu… »[64].

A partir du moment où les réponses existent, le désordre n'est qu'apparent et la quête est jouable. La transposition du mystère en secret est le fruit de *la sublimation* du but du désir, dont il convient de faire le deuil, pour en détourner la pulsion. Le secret, toujours composé d'un interdit et d'un désir – de savoir et de révéler –, permet, au-delà du travail de deuil, de continuer le rêve. Les hommes imaginent l'existence d'un secret détenu par un autre dont la connaissance permettrait de mettre en lumière ce qui est dissimulé. Mais cet « autre » a tout intérêt à garder pour lui le précieux savoir pour conserver le pouvoir, fantasmé total. Il a tout intérêt à ne pas dire, à induire en erreur. Reste alors à se lancer dans une quête effrénée qui pourrait être un passionnant jeu de piste grâce aux signes que le secret dévoile, grâce à la parole qui peut dire autre chose que ce qu'elle dit. La relation d'altérité s'engage dans une dynamique d'investigation concurrentielle sous le signe de la défiance, dans une quête de savoir aux enjeux narcissiques où il est question d'identité et d'amour.

Ainsi se constitue la culture dans une dynamique incessante entre le tout-savoir impossible et le non-savoir insupportable, entre le désir et l'interdit, entre la

---

[64] J.L. Borges, opus cite, p. 78.

transgression et la culpabilité, au cœur de la relation d'altérité, de soi à soi et de soi aux autres. D'une manière générale, la pensée a pour fonction d'apaiser l'angoisse générée par l'obligation de vivre avec du manque, de l'incomplétude et du secret. « L'esprit a créé la pensée, sinon pour répondre complètement à ces défis du moins pour contenir les angoisses, reconnaître les rêveries et les fantasmes, traiter les conflits inter et intra psychiques suscités chez les humains par leur impuissance, leur finitude, leur déréliction, leurs blessures narcissiques, leurs échecs, leur ennui, leur vanité, leur condition, leur démesure, leur néant, marque du péché originel, selon Pascal, que la psychanalyse appelle le complexe de castration »[65].

Face au chaos menaçant : la pensée

« La pensée est un moyen au service d'une double finalité : atténuer l'angoisse née de la perte de l'objet et permettre la construction de connaissances. Pour le dire autrement, la pensée ne vise pas seulement à la production de savoir, mais elle fonctionne comme un moyen, un système permettant des régulations économiques de l'énergie psychique en participant au traitement de l'excitation, en atténuant l'angoisse visant l'acceptation de la perte de l'objet ».[66] La pensée émerge du secret de cet autre qui se dérobe en s'affirmant comme un non-moi distinct du moi, auquel il a fallu s'attacher pour vivre et duquel il faut bien se séparer pour exister en s'enrobant soi-même de son propre secret. Sans possibilité d'attachement à l'autre, l'enfant meurt. Sans possibilité de séparation, il ne devient jamais sujet. La pensée implique un sujet

---

[65] D. Anzieu, Le penser, du Moi-peau au Moi-pensant, Dunod, 1994, p.5.

[66] B. Gibello, *La pensée décontenancée*, Bayard éditions, 1995, p. 27

évoluant entre attachement et séparation, entre savoir et non-savoir, entre lui et les autres. Évoluer, grandir, pour un enfant, consiste à se déprendre peu à peu de la dépendance et à se mettre suffisamment à distance du désir d'emprise de l'adulte et des souhaits projectifs dont celui-ci charge l'enfant, souvent à son insu. Rien n'est possible sans la capacité du sujet à garder secrètes certains pensées ou certains fantasmes. Il s'agit bien de reconnaître et d'admettre le secret de l'autre en se plaçant dans une réciprocité avec lui.

La pensée, quel que soit son mode, s'organise, se constitue et prend position face au manque de l'objet dont la possession fantasmée devrait permettre de retrouver la complétude éprouvée lors du sentiment d'omnipotence infantile. Elle vise d'abord à protéger le sujet du chaos menaçant du dedans et du dehors, provoqué par la frustration, puis par la castration. Confronté au manque et à l'incomplétude, l'Homme organise sa pensée autour du secret. On peut distinguer quatre modes de pensée : *la pensée magique ou religieuse*, la *pensée philosophique*, celle de *la connaissance scientifique* et *la pensée artistique*. Ces quatre modes de pensées s'imbriquent, se côtoient et s'entrelacent. La pensée magique ou religieuse respecte le secret : elle le craint et lui voue un culte, pour éviter la rétorsion des forces imprévisibles, toujours susceptibles de se retourner contre les transgresseurs. S'y retrouve le Totem et le Tabou. La spéculation philosophique fait face au secret, imagine des possibles et cherche la meilleure manière d'y faire face. La connaissance scientifique l'affronte, le combat et cherche à le réduire. La pensée artistique permet de le sublimer en le représentant dans l'œuvre.

La pensée magique ou religieuse se fonde sur l'expérience des réactions subjectives vécues ; qu'il s'agisse de la colère face à la contrariété, de la peur devant un danger, du plaisir et de la joie lorsque des souhaits se réalisent. Ce mode de pensée vise à expliquer ce qu'on ne comprend pas par l'hypothèse de l'intervention de puissances surnaturelles, maléfiques ou bénéfiques. Les divinités et les démons, les magiciens et les sorciers, les marabouts, les guérisseurs sont alors *des médiateurs de l'autre monde*. Ils ont accès au secret. Le secret ici est entretenu, respecté et craint. Les réponses qui sont apportées relèvent de la foi et non du savoir : elles ne sont pas discutables. Ni l'argumentation rationnelle, ni la logique ne peuvent remettre en question les vérités de la foi. En situant l'inexplicable dans un autre monde, inaccessible, hors de portée humaine, on entretient le monde du secret et on s'interdit d'en savoir quelque chose par quelques explications rationnelles. La pensée magique se caractérise par une indistinction entre ce qui est subjectif et objectif, par une prédominance du symbole sur le concept et par l'interpénétration entre le jugement et l'affectivité. Claude Lévi-Strauss refuse le terme de « pensée archaïque » et préfère parler de *pensée sauvage*[67] pour caractériser une pensée qui s'épanouit sans contrainte et qui nous concerne tous, encore aujourd'hui.

La pensée religieuse s'apparente à la pensée magique. Il y a un secret inaccessible à la connaissance, *secret divin*, détenu par le créateur, dont la création comporte une part apparente de chaos, derrière lequel se cache un ordre mystérieux. Il s'agit bien de reconnaître le secret, de l'entretenir, de le sacraliser et de dessiner un firmament sur l'ombrelle pour se protéger du chaos. « Nous demandons,

---

[67] C. Levi-Strauss, *La pensée sauvage, Plon, 1962*

pour nous faire une opinion comme une sorte d'ombrelle qui nous protège du chaos. Alors que la religion peint sur l'ombrelle un firmament, la philosophie, la science et l'art veulent que nous déchirions le firmament et que nous plongions dans le chaos… Le philosophe, le savant l'artiste semblent revenir du pays des morts. Ils tirent des plans sur le chaos »[68]

Faire face au secret : la spéculation philosophique

Le philosophe fait face au secret : il interroge le chaos qui menace en raison du savoir-manquant. Il élabore des théories et des concepts sous la forme de spéculations pour en tirer des leçons de vie. Un tel questionnement spéculatif traverse le temps. Les discours philosophiques se répondent, se prolongent et s'opposent d'une époque à l'autre, d'un endroit à l'autre, de telle sorte qu'il est impossible de dire si ceux d'aujourd'hui sont plus vrais que ceux d'hier. La pensée philosophique présente une variété de spéculations dialectiques ayant prétention à donner une forme ordonnée du chaos, sinon une tentative de compréhension de son désordre, en proposant une voie de la sagesse pour lui faire face. Il s'interroge sur la manière de « bien faire l'Homme » selon l'expression de Montaigne.

Combattre le secret : la pensée scientifique

La pensée scientifique procède des expériences de la réalité extérieure et se forme à partir de séquences qui se répètent, qui deviennent prévisibles et qui permettent le repérage de causes à effets. Les techniques de chasse et de pêche, d'élevage et de culture, celles des échanges commerciaux en ont probablement constitué les premières

---

[68] G. Deleuze, F. Guattari, *Qu'est-ce que la philosophie ?* Éditions de Minuit, 1991, pp. 189-190

manifestations. Ce mode de pensée vise à dissiper l'apparente complexité des phénomènes afin de révéler « l'ordre simple » auxquels ils obéissent. Il y aurait un ordre de la nature rationnel et logique, obéissant à des lois de procédures reliant des causes à des effets. Le secret, représenté par ces lois, encore inconnues, reste à découvrir. L'idée est de construire un savoir objectif, constitutif de vérité.

« La science occidentale s'est fondée sur l'élimination positiviste du sujet à partir de l'idée que les objets, existant indépendamment du sujet, pouvaient être observés et expliqués en tant que tels. L'idée d'un univers de faits objectifs, purgés de tout jugement de valeurs, de toutes déformations subjectives, grâce à la méthode expérimentale et aux procédures de vérification, a permis le prodigieux développement de la science moderne. Certes, comme le définit très bien Jacques Monod, il s'agit là d'un postulat, c'est-à-dire d'un pari sur la nature du réel et de la connaissance »[69]

La démarche scientifique est une démarche objectivante. En réalité, le chercheur scientifique est lui-même un sujet impliqué, soumis à un état affectif complexe où interviennent les fantasmes liés aux interdits de l'autorité parentale et des premiers maîtres. Les enjeux narcissiques, subjectifs ne sont pas absents de la recherche scientifique. En effet découvrir quelque chose de nouveau c'est toujours s'insurger contre quelque autorité, c'est remettre en cause ce que savent les parents ou les maîtres voire ce qu'ils ont eux-mêmes trouvés. Le chercheur est influencé dans sa recherche par ses affects, par la culture dont il est nourri et par la société dans laquelle il vit. Ainsi, si le travail d'objectivation est une condition de la démarche scientifique – elle élabore outils et méthodologie pour cela – l'objectivation n'est jamais absolue. L'incomplétude s'y

[69] E. Morin, *Introduction à la pensée complexe*, ESF, 1990, p.54

retrouve encore. Pour la science, la quête de savoir est une quête sans fin. Elle progresse, au risque de remettre en cause les savoirs existants, mais avec le souci de savoir toujours davantage. L'homme d'aujourd'hui sait plus de chose comme l'homme d'hier, même s'il ne pense pas mieux.

La science porte son poids d'autorité pour invoquer la vérité objective. Ce poids d'autorité est fondé sur la valeur opératoire des sciences de la nature et sur les succès de leurs applications. Les discours politiques se parent alors d'avis de spécialistes scientifiques pour légitimer leurs choix. Cette autorité en vérité de la science est servie par son caractère ésotérique. Les initiés sont peu nombreux et un tout petit nombre de spécialistes en comprennent le langage. Pour les autres, le discours scientifique, porteur de vérités, prend des allures du discours des magiciens et des sorciers qui savent lire les signes, venus du monde du secret, qu'ils sont allés chercher *de l'autre côté de l'ombrelle.*[70] Le point de vue scientifique est conquis sur le chaos et il y retourne sans cesse. Pour reprendre l'image de Félix Guattari et Gilles Deleuze, « le savant revient du pays des morts – du pays du secret – il a déchiré l'ombrelle et il a ramené du chaos un plan sécant, un plan de référence ou un plan de coordination ». On comprend alors que la science n'épuise pas le secret, même si elle le combat. La mise en ordre du scientifique est toujours limitée dans la mesure où celle-ci n'est possible qu'à partir d'un plan d'immanence qui vient couper l'espace chaotique.

Sublimer le secret : la pensée artistique

Cette modalité de pensée produit bijoux, gravures, peintures chants, musique, poèmes, romans. Elle travaille à

[70] Pour reprendre l'image de Gilles Deleuze et Félix Guattari, 1991, opus cité

la beauté du cri du sujet dans sa relation au chaos intérieur et extérieur qui menace. Ainsi se trouve projeté hors de soi un objet chaotique – venu du chaos – auquel l'artiste imprime un ordre. L'artiste est un démiurge. Il transpose devant lui un morceau de chaos et à travers sa composition, il crée un monde qui part de lui pour entrer en résonance avec les autres. « Les hommes ne cessent pas de fabriquer une ombrelle qui les abrite, sur le dessous de laquelle ils tracent un firmament et décrivent leurs conventions, leurs opinions ; mais l'artiste pratique une fente dans l'ombrelle, il déchire même le firmament pour faire passer un peu de chaos libre et venteux et cadrer dans une brusque lumière une vision qui apparaît à travers la fente, pomme de Cézanne, silhouette de mac Beth ou d'Achab… L'art n'est pas le chaos, mais une composition du chaos qui donne la vision ou la sensation, un chaos transposé… »[71] Le secret est ici sublimé, transposé dans l'œuvre.

La trame de la relation

Aucune des modalités de pensée n'évite l'incomplétude, le manque, et l'ambivalence du sujet. Le secret sacré où se crée le savoir, porte *la trace,* laissée dans le psychisme, de la jouissance de la position mégalomaniaque. Cette empreinte mnésique, dont nul n'arrive à se défaire, entraîne *la trame* de la relation d'altérité : *ambivalence* – désir-interdit, amour-haine, Éros-Thanatos – *double quête* – identité et amour – *objet tiers* – objet culturel commun, partiel, incomplet, porteur du secret – *dynamique du secret* –moteur des différents modes de pensée pour faire face au chaos, moteur du rapport à soi, comme du rapport aux autres.

[71] G. Deleuze, F. Guattari, 1991, *opus cité,* p. 192

Il y a, à l'origine, un tabou, un interdit absolu, sacré, inviolable, lié à l'objet premier, qui implique le refoulement comme processus de méconnaissance et qui oblige la pulsion à se détourner du but – tout savoir, tout maîtriser, effacer l'autre – pour se consacrer à l'objet culturel commun, pour s'engager vers la quête du savoir et la relation d'altérité. Le secret primordial – lié à l'objet premier – est à l'origine du déplacement vers *le secret des origines*, qui peut s'entendre comme une quête identitaire. Le passage de la question « où étais-je lorsque je n'étais pas encore là ? » à « comment naissent les enfants ? » implique la prise en compte de l'altérité dans un mouvement de décentration, qui introduit dans la culture et qui cohabite avec un *savoir-interdit*, réservé aux parents, gardé secret. Car, à cette question, les réponses des parents, aussi réalistes qu'elles puissent être, tombent à plat. Les enfants ne les croient pas. Ils inventent leurs propres théories sexuelles et cherchent à savoir par eux-mêmes.[72] Cette interrogation naturelle sur l'origine – « d'où viens-je ? » – est partagée par tous. Elle entre en résonance avec une autre sur l'identité : « qui suis-je ? » Toute existence humaine connaît son lot de secrets, en particulier sur ses origines. « La part irreprésentable de ses origines conduit chaque sujet, comme l'a finement repéré Freud, à construire un roman familial. C'est une reconstruction imaginaire de sa filiation où chacun s'invente une ascendance prestigieuse ».[73]

A la source de tout mouvement vers le savoir, il y a un mouvement vers le tabou, qui déplace le sujet vers le secret de sa propre origine avant de l'engager vers le secret des origines. L'objet culturel commun devient alors le produit et l'instrument de la quête vers le sentiment de toute-

[72] S. Freud, Trois essais sur la théorie sexuelle, Gallimard, 1987

[73] D. Lauru, *Le secret des origines*, in Enfance et psy, 2008-2, n°39, ères, pp.97-105

puissance éprouvé à l'origine, devenue tabou – secret divin – dont il est cru qu'il pourra toujours être su, mais plus tard, avec du temps et du travail. Le savoir culturel a vocation à permettre le rêve, le retour de l'illusion, la fin du secret, alors qu'il porte en lui la Loi, le tabou, l'interdit, la castration, l'altérité. En découle un double mouvement : une marche vers la destruction du secret – désir, illusion, Thanatos – liée au principe de plaisir, et la reconnaissance de sa persistance – interdit, désillusion, Éros – liée au *principe de réalité*. Le sujet investigateur est ainsi confronté à une alternance de sentiments de plénitude, lié au sentiment d'avoir trouvé, de tout pouvoir savoir, et de moments dépressifs ancrés au sentiment d'inaccessibilité de l'objet.

« Quand on proclama que la Bibliothèque comprenait tous les livres, la première réaction fut un bonheur extravagant. Tous les hommes se sentir maître d'un trésor intact et secret. Il n'y avait pas de problème personnel ou mondial dont l'éloquente solution n'existât quelque part. L'univers se trouvait justifié, l'univers avait brusquement conquis les dimensions illimitées de l'espérance… A l'espoir éperdu succéda, comme il est naturel, une dépression excessive. La certitude que quelques étagères de la Bibliothèque enfermait des livres précieux et que ces livres étaient inaccessibles, sembla presque intolérable »[74]

À tout moment, le sujet peut transgresser l'interdit. Il fige alors le mouvement en tuant le questionnement pour s'aveugler au secret ou pour le nier. Il *barbouille l'ombrelle* de ses savoirs acquis, de ses opinions, de ses croyances, de ses préjugés en s'enveloppant de certitude, en fermant la quête, en figeant l'identité, en rejetant l'autre : « Tout est su, il n'y a plus rien à savoir, il n'y a plus de savoir-manquant, il n'y a plus de secret. L'autre nous fait croire le contraire. Il est à l'origine de tous les maux. Il faut le faire

---

[74] J.L. Borges, 1983, *opus cité*, pp 76-77

taire. Il n'existe pas ». Transgresser l'interdit c'est nier le manque et l'incomplétude, c'est voir en l'autre l'auteur de toutes les petites frustrations qui assaillent le sujet dans son rapport au réel. L'autre entrave la réalisation du désir du sujet. Il est assimilé à celui qui empêche d'éprouver l'omnipotence et qui, en conséquence, porte la responsabilité du malheur du sujet. Il devient l'objet du ressentiment et de la haine.

Le dogmatisme, l'académisme, et le totalitarisme constituent chacun à leur manière une vision totalitaire et totalisante du savoir, une tentative pour échapper à la castration et annihiler l'altérité. Se libère ainsi la haine de la pensée, dans sa diversité, du savoir dans son imbrication avec le non-savoir, et de la culture, en ce qu'elle. Une telle attitude, est portée par la pulsion de mort.

Haine de l'autre, haine de soi

La haine de l'autre est aussi haine de la pensée, de la culture et du secret, en tant que force constitutive de la création de savoir et de la liberté de penser. La haine est déni de l'autre, de son secret, de son énigme, de sa pensée, de son savoir, de sa culture, de sa mémoire, de son identité. C'est en réalité une haine de l'incomplétude, une haine de l'humaine condition. Elle est haine de soi, de ses propres limites, de sa propre impuissance, de sa vulnérabilité, de sa faille, face à l'interdit. Cette haine s'exprime contre tout ce qui fonde l'identité humaine. Elle peut infiltrer et pervertir la parole et la pensée – religieuse, scientifique, philosophique ou artistique – avec l'objectif d'annihiler ou de réifier l'autre ; et la meilleure manière de l'annihiler est de lui dénier le droit au secret, d'effacer son énigme, de ne pas reconnaître son désir, son histoire, voire encore de l'aliéner à son propre désir.

La haine se dissimule derrière un fantasme : une quête d'absolu, de pureté, de totalité, d'évidence, que l'altérité vient polluer. La haine renvoie à des certitudes éternelles, à des identités figées, à une approche paranoïaque de l'altérité. Pour se réserver la toute-puissance le sujet haineux attaque et pervertit la *Loi* en lui donnant un autre rôle, puisque pour lui, *l'interdit* ne s'applique plus qu'aux autres. La haine se joue de la vérité, qu'elle veut conformer à son seul désir. Elle peut pervertir et s'infiltrer dans toutes les idéologies, même celles qui prétendent à l'amour de l'humanité. Il s'agit alors de mettre en valeur toutes les petites frustrations de la vie, les ruptures douloureuses, les échecs, les aigreurs, les colères, les ressentiments et de désigner la responsabilité de tous ces malheurs à l'extérieur de soi, en pointant l'index sur l'autre, son secret, sa pensée, ses croyances, son esprit comploteur, son infériorité, sa supériorité, sa bêtise, son intelligence. La haine est un sentiment violent, une passion qui menace celui qui l'éprouve de subir la rétorsion de celui qui la reçoit. Aussi est-il plus confortable de transformer la haine de l'autre, celle du moi contre le non-moi en haine du « *Nous* » contre « *Eux* ». Le « *Nous* » permet de se sentir plus fort contre la rétorsion des autres, de contenir la haine de tous contre tous. C'est dire qu'il y a une construction sociale de la haine de l'autre. La question est donc de désigner l'autre, symbole de tous les autres, symbole de ce que le sujet peut haïr de lui-même et qu'il tient absolument à maintenir à l'extérieur de lui.

La haine apparaît dans la formule slogan que Georges Orwell attribue au dictateur[75] pour annihiler le secret de l'autre : *Big Brother vous* regarde. Détruire le secret du sujet permet d'éviter le développement d'une pensée autre. La dictature se veut dictature de la transparence en envahissant les pensées secrètes, mais elle s'oblige, dans le

[75] G. Orwell, *1984,* Gallimard, 1950

même mouvement à ne pas tout dire, à travestir, à désinformer, à dissimuler. Car, en réalité la capacité à garder des secrets ne disparaît avec la menace et le dictateur l'utilise pour lui-même, aux seules fins d'établir une emprise sur l'autre. Les vérités officielles assénées comme des certitudes ne visent qu'à masquer la réalité, non à tenter de la révéler. Haine de la culture, haine de la pensée, haine de l'incomplétude, haine de l'autre et de son « inquiétante étrangeté », mais aussi haine de soi, de sa propre énigme, de sa vulnérabilité devant la loi de la réalité, qui, même déniée demeure. Aucune dictature ne peut supprimer cette capacité du sujet à faire le tri parmi ses pensées et à choisir entre ce qu'il peut dire et ce qu'il doit garder pour lui. En menaçant le droit au secret pour les autres, *Big Brother* ambitionne d'exercer sa toute-puissance sur eux. Mais il ne peut vivre réellement apaisé sans exercer une violence permanente, car le détournement de l'interdit à son seul profit, l'oblige à une violence permanente pour empêcher le désir de l'autre de prendre le dessus sur le sien.

Pour conserver le pouvoir en niant la radicale singularité du sujet et son propre désir, *Big Brother* s'en prend à la langue. Il met en place l'utopique *novlangue*, cette langue nouvelle, officielle, qui prétend exclure l'ambivalence en donnant au concept le sens de son contraire, ce qui revient à le tuer. Ainsi, *esclavage* doit se dire *liberté*, *guerre* doit être remplacé par *paix*, et le lexique se trouve appauvri de moitié, les mots perdant leur sens en entrant dans la confusion, en disant la même chose que ce qu'ils ne disent pas. La suppression du secret, ainsi recherchée renvoie inexorablement au langage diabolique qui supprime l'altérité pour confondre le sens dans le Tout en écrasant le sujet. La confusion dans le Tout renvoie à cette nostalgie de l'évidence, à celle du temps où les questions ne se posaient pas ; à cette nostalgie du temps où les autres n'existaient pas ; à cette nostalgie d'un temps sans secret. La haine renvoie à l'incapacité de subordonner le principe de plaisir au principe de réalité. Il s'agit de supprimer le secret pour supprimer l'altérité en supprimant la Loi, pour tenter d'échapper à l'humaine condition, unique objet du ressentiment.

Pour Big Brother, *le bon secret* est celui qui exclut les autres de son propre savoir en permettant sur eux l'emprise et le pouvoir absolu, *le mauvais* est celui qui prétend l'exclure lui d'un savoir. Le *bon savoir* qui le gratifie – le sien – est idéalisé, imaginaire, total, lié au *Moi idéal,* celui d'avant l'interdit. En revanche, celui des autres, le *mauvais savoir* est haï. Par la propagande et la terreur, *Big Brother* introduit sa propre personne, en totalité ou en partie, à l'intérieur de l'autre, de son savoir, de ses pensées, pour lui nuire : le posséder, le contrôler, maintenir l'emprise, l'annihiler. La position de *Big Brother* renvoie ainsi à la *position schizo-paranoïde* dont parle Mélanie Klein, où domine l'angoisse de persécution qui se rapporte à l'anéantissement du Moi en poussant le sujet vers la mégalomanie, en l'enfermant dans la solitude. En se voulant tout-puissant, Big Brother veut contrôler la haine en l'orientant contre l'ennemi désigné à la vindicte. Les *deux minutes de la haine* collective organisée chaque jour constitue un rituel auquel nul ne peut échapper. Elles consistent à présenter le visage de l'ennemi – l'autre – sur les écrans pour que chacun puisse déverser contre lui, toutes les atrocités possibles. Ce rituel de haine institutionalisé sert de défouloir à l'ensemble en orientant les pulsions destructrices. Mais cela n'empêche pas le dictateur de développer une paranoïa en éprouvant l'angoisse du retournement de ces pulsions de chacun contre lui. Il n'y a qu'un poste possible pour celui qui pense détenir la toute-puissance, et le rituel des deux minutes de haine ne change rien. La haine peut se retourner contre le dictateur.

Big Brother est présenté ici comme le témoignage d'une tendance au sein du sujet, poussant vers l'illusion, au risque de s'y laisser enfermer. La capacité à être dupe de l'objet, à sublimer le but de la pulsion, peut prendre la forme alors d'une capacité d'utilisation de l'objet aux fins d'un retour de la toute-puissance.

Entre destruction et réparation

Le désir pousse le sujet à engager la quête pour retrouver l'illusion de l'omnipotence et se heurte à l'interdit, cette impérieuse nécessité du réel, puisque l'incomplétude demeure. Le sujet cherche un compromis entre le principe de plaisir, celui du rêve, et le principe de réalité, celui du deuil. Si le désir est trop fortement entravé par l'interdit, le rêve ne peut se déployer et la quête se fige. A quoi bon chercher si ne se profile pas, dans une plus ou moins grande accessibilité, la perspective de l'illusion ? La détumescence du désir de savoir a alors pour corollaire l'atonie psychique, la passivité, l'acceptation sans critique de la pensée de l'autre. Si, au contraire, le désir contourne l'interdit, le rêve prend son désir pour la réalité, efface le deuil, et l'objet symbolique ne joue plus son rôle de leurre de la pulsion. Le désir a à faire alors au fantasme de toute-puissance, à la négation et à la destruction de l'autre, de sa pensée, de sa culture, de son secret, de sa mémoire.

Le désir-interdit, secret, coupable – prendre la place d'Élohim, détruire son secret pour s'en proclamer le maître, éliminer les potentiels rivaux – se heurte à la réalité de la castration. Et cette dialectique entre désir et interdit conduit le sujet à un mouvement sans fin entre illusion et désillusion, entre destruction et réparation, entre haine et amour, entre Éros et Thanatos. Le désir est le désir de la mort du désir qui a besoin, pour continuer à vivre, de se heurter à l'interdit. C'est pourquoi le désir qui anime le sujet investigateur – qu'il s'agisse du petit Hans[76] ou de Léonard de Vinci[77] – est davantage *le désir de savoir* que le *désir du savoir.* « Ainsi nommé, *le désir de savoir* comprend *l'interdit de tout savoir.* Ce désir-là témoigne et rend compte d'une part irréductible de la quête humaine et s'oppose fondamentalement à la maîtrise, à toute maîtrise qui, même récusée, semble si souvent déniée »[78]. Ce désir-là, passe par la reconnaissance de l'altérité. Le savoir n'est pas seulement un savoir savoureux dont on a fait l'acquisition une fois pour toute. C'est un processus dynamique, inachevable, en expansion, qui s'enrichit de l'apport des autres. Savoir, c'est toujours apprendre. S'y reconnaît la permanence du manque. La notion de secret rend possible la quête pour combler le manque dans la rencontre avec l'autre. Elle permet l'élaboration d'un savoir toujours en expansion dans une alternance interminable d'illusions et de désillusions.

« Je devrais être en paix. J'ai compris. Certains d'entre eux ne disaient-ils pas que le salut vient quand s'est réalisée la plénitude de la connaissance ? Tout est clair, limpide, et l'œil se pose sur le tout et il voit comment les parties concouraient au tout, il saisit le centre d'où coule la sève, le souffle, la racine des pourquoi… Je devrais être exténué par la paix. Mais pourquoi comprendre ne me donne pas la paix ? Sans doute n'ai-je pas tout compris, il me manque un espace, un intervalle… »[79]

---

[76] S. Freud, (1909) *Cinq psychanalyses*, Paris, PUF, 1993

[77] S. Freud (1917), Un souvenir d'enfance de Léonard de Vinci, Gallimard, 1987

[78] J. Beillerot, Désir, désir de savoir, désir d'apprendre, in Pour une clinique du rapport au savoir, sous la direction de J. Beillerot, C. Blanchard -Laville et N. Mosconi, L'Harmattan, 1996, P.74

[79] U. Eco, *Opus cité,* 1990, pp. 649-650

LA TRACE, LA MÉMOIRE ET L'OUBLI

Pour compenser l'absence, le sujet garde *le souvenir* de la présence ; mais le souvenir n'est pas l'objet, ce n'est que la trace de son passage dans le psychisme. Et le souvenir résulte du choix conscient et inconscient entre ce que l'on retient et ce que l'on oublie. Le sujet fait appel à l'imagination et au symbole pour *se représenter ce qui n'est plus là.* La totalité est perdue. La coupure avec l'objet, la castration, est une perte. La trace mnésique laissée par l'objet absent est une reconstitution, une recréation, une représentation de l'objet. Et Freud ajoute : « il faut considérer à côté de la représentation, quelque chose d'autre qui représente la pulsion. Et pour désigner cet autre élément du représentant psychique, le nom de quantum d'affect est admis ».[80] Pour évoquer, invoquer ou convoquer l'objet absent, le sujet utilise la médiation de *représentations-affects.* L'affect est une charge tensionnelle alors que la représentation, à laquelle il est lié, relève d'un souvenir. Le souvenir n'est plus qu'une *représentation* de ce qui a été, modelée, influencée par le quantum d'affect lié à la pulsion.

Pour le petit bébé confronté aux absences répétées de la mère, la représentation est d'abord purement *imaginaire.* Il hallucine sa présence pour manifester son refus de

---

[80] S. Freud (1915), *Le refoulement*, in Métapsychologie, Folio Gallimard 1968, p.55

l'absence. L'hallucination est un souvenir qui s'impose pour compenser l'absence. Elle est liée à la dualité *amour-haine*. La succion du pouce, de la tétine, ou la présence d'un doudou, permet au tout petit de s'installer dans un état psychique apaisé, dans un espace psychique transitionnel, espace où la rêverie vient compenser l'absence. Avec la castration, l'absence devient coupure. C'est la perte définitive de l'objet premier. La Loi œdipienne impose au sujet d'investir un système de code partagé, un code symbolique. Le mot, le langage, et plus généralement l'objet culturel commun, permettent d'évoquer ce qui n'est pas là, aussi bien des objets, des choses, que des situations. La *représentation symbolique*, permet alors de convoquer l'imaginaire, la représentation-affect subjective qui donne présence à l'absence, qui fait apparaître ce qui n'est pas là. S'assujettir au code symbolique, vaut alors reconnaissance de l'altérité, du manque et de l'incomplétude et renvoie le sujet à l'impossibilité du contact direct avec ce que Lacan appelle *le Réel.* L'obligation de passer par la médiation d'un objet tiers, symbolique consacre l'inaccessibilité de la totalité, la perte de l'objet premier, et l'impossibilité du Réel. Le sujet dépend pour vivre d'un environnement dont il ne parvient pas à appréhender directement, immédiatement la totalité. La relation s'établit dans l'urgence de donner du sens pour développer ses systèmes de défense, mais le réel est « impossible » et la réalité ne peut s'élaborer que par une construction médiatisée, symbolique et imaginaire. Le sujet élabore le sens entre réalité objective et réalité subjective, à travers un ensemble de représentations-affects où règne l'ambivalence, où se déploient des enjeux narcissiques, *le désir d'être tout et la peur de n'être rien*, mu par une double quête d'identité et d'amour.

On comprend la difficulté. On comprend la vulnérabilité. Réunir la présence et l'absence, le visible et l'invisible par le pouvoir du symbolique des souvenirs et les affects, c'est authentifier la béance provoquée par la perte et accepter la loi de la castration, que le désir refuse en secret. « La représentation de la mère cautionne son absence et l'accès au symbolique ne peut se faire qu'au prix d'une perte irréparable »[81] Remplacer des choses par des mots, c'est travailler au deuil d'une complétude perdue. Et l'acceptation de cette perte a pour corollaire la reconnaissance de l'altérité, de la non-maîtrise, du non-savoir, du manque, de l'énigme, du secret. Pour entrer en relation avec l'environnement et organiser son rapport au réel, le sujet range la trace laissée en lui par la position mégalomaniaque dans l'album de ses souvenirs. Il peut alors s'accommoder du remplacement d'un lien direct, immédiat, total, par un autre lien, indirect, médiat, partiel, qui prend acte de la séparation entre soi et l'autre. « Il y a une loi qui médiatise, pour nous, tout rapport au réel, c'est la loi du langage. La loi, quel que soit le système de ses énoncés, en montrant l'interdit au sujet, lui permet de parler. Elle marque la borne autour de laquelle tourne désormais la course de son désir, elle l'engage dans une bifurcation qui, dans le meilleur des cas, fait la relance périodique de sa jouissance. L'interdit est, pour le sujet soumis à la loi du langage, dans son rapport à la jouissance, le point d'appui qui lui permet de ne pas perdre la parole, de ne pas rester muet, immobilisé, interdit. »[82]

Entre le dire donc on peut lire l'inter dit, la jouissance sans borne qui serait la mort de la pulsion et laisserait le sujet interdit, privé de la parole et privé de désir : inhumain. La Loi qui s'impose au sujet, être de désir, être parlant, être symbolisant, concerne la vie autonome de l'objet, de

---

[81] B. Golse, *La symbolisation*, in Le développement affectif de l'enfant, Masson 1994, pp. 227-282

[82] C. Rabant, *Interdit* (Psychanalyse) in Encyclopaedia Universalis, vol.18, 1980, pp. 57-58

l'autre, du non-moi ; elle concerne aussi le manque, l'incomplétude et secret. Il y a un savoir à aller chercher sans fin derrière l'apparence. C'est la force du rêve. Effet de l'irréductible écart entre le sujet et l'objet, le langage porte en lui la marque de cet écart : le secret et le non-savoir, inaltérable où se déploie le rêve et la création du sujet. Avec les deux versants du discours, le manifeste et le latent, le langage permet au sujet de (se) dire sa vérité tout en (se) la cachant. Il organise la possibilité de dire pour cacher ou de cacher pour dire.

La relation médiatisée : l'enveloppe contenante

La trace laissée dans le psychisme sous forme de représentation n'est pas neutre. C'est une création du sujet qui s'organise autour d'un projet de sens – rendre présent ce qui est absent – à partir de ce qu'il a vu, perçu, imaginé, éprouvé, fantasmé, face à l'objet. Il est impossible de retenir en soi l'objet total, on ne peut que se le représenter, ou encore le recréer par un processus de déconstruction / reconstruction, dans un jeu dialectique sur la mémoire et sur l'oubli où il est question de trier les éléments composant l'objet pour choisir des détails à retenir et en rejeter d'autres à oublier. C'est ainsi que l'on procède pour élaborer une synthèse et tirer du sens. La représentation elle-même est un objet travaillé par *le négatif*, par ce qui n'a pas été retenu de l'objet, par ce qui a été rejeté, oublié ou enfoui dans l'inconscient. La pensée consiste à relier des représentations entre elles en y inférant du sens. Elle occupe la fonction de contenant pour les représentations qu'elle retient et qu'elle organise. Langage, représentations-affects, pensée, savoir, culture, constituent eux-mêmes le contenant et la médiation du sujet pour affronter le réel, sur le modèle du Moi-peau et du Moi-pensant de Didier Anzieu. Sur le modèle du Moi-secret aussi. Il y a un contenant qui sépare le contenu du reste du monde qui permet au sujet de choisir de trier ce qu'il peut laisser passer du dedans au dehors ou laisser entrer de l'extérieur à l'intérieur.

Le sujet apprend ainsi l'impossibilité de se confondre avec le monde extérieur, sous peine d'inexistence, en élaborant sa propre médiation pour y faire face, représentations-affects, langage, pensée, secret, culture, croyance, récits, mythologie, pour entrer en relation avec lui. La dépendance du sujet à son environnement est telle, qu'il est contraint pour vivre de se soumettre à ses fluctuations et à ses lois, ce qui l'oblige à des allers-retours continus pour prendre des informations sur lui et sur le monde, pour s'y adapter, s'y ajuster, pour trouver la meilleure harmonie. Nul ne peut vivre hors de tout échange avec l'extérieur ; chacun doit faire face à un monde préexistant, plus ou moins hostile, qui résiste et qu'il faut bien apprendre à connaître pour pouvoir se modifier ou le modifier pour vivre le plus harmonieusement possible avec lui. La biologie montre la nécessité pour tout être vivant de se nourrir d'éléments extérieurs préalablement sélectionnés, d'en garder une partie en soi pour en faire quelque chose d'autre à l'intérieur de soi, le métaboliser, et de rejeter les éléments inutiles.

L'existence d'une limite entre soi et le monde, prend la forme d'une *enveloppe contenante, protectrice, filtrante, médiate*, sur le modèle du *Moi-peau*, du *Moi-pensant* et du *Moi secret*, séparant le dedans du dehors pour éviter toute confusion, en gérant les passages d'un monde à l'autre. Y règne toujours l'ambivalence puisque s'y retrouve les dualités amour/haine, désir/interdit, la médiation consacrant l'interdit en intégrant le désir. Cette enveloppe contenante est soumise aux forces centripète et centrifuge, venues de l'intérieur et de l'extérieur, visant à la détruire :

Éros et Thanatos en action. C'est une frontière, lieu de passage entre le dedans et le dehors, filtre protecteur qui empêche la fusion et protège du chaos ; lieu de plaisir et de douleur, aussi. Elle donne forme, apparence, et identité. Elle enrobe le sujet et médiatise la relation. C'est un espace aussi, espace frontière, espace d'entre-deux, *espace potentiel,* espace du jeu, de création, de culture, espace qui ouvre le champ des possibles.

La relation n'est donc plus immédiate, directe, évidente, sans question, elle est médiatisée par un espace frontière, qui enveloppe, qui joue le rôle de filtre et de protection, qui permet d'entrer en relation avec le réel impossible, qui ouvre les possibilités de création et du rêve : le langage, la culture, l'objet culturel, l'objet tiers. Sur ce schéma, l'édification d'une pensée propre et la capacité à garder ses pensées secrètes, permettent au sujet de s'éprouver comme une personne singulière, d'interpréter le monde, de s'adapter et de s'ajuster pour faire face au danger venu aussi bien de l'intérieur que de l'extérieur. Il y a une dimension collective, *la culture, l'objet culturel commun,* portée par le groupe d'appartenance. Elle le contient comme une autre peau, donne contenance à ses pensées singulières, à ses souvenirs, aux traces laissées dans le psychisme, aux affects éprouvés, à son histoire particulière. Et il y a *une dimension subjective* : ce que le sujet radicalement singulier tire pour lui-même de cette culture collective. Le sujet s'identifie ainsi comme appartenant à l'humanité, au monde symbolique. L'Homme est capable de rendre présent les objets absents, parce qu'il est obligé de vivre avec du manque, de l'incomplétude et avec l'impossibilité d'être tout. Si la culture spécifique dont il se réclame l'identifie à une partie de l'humanité, c'est toujours en exerçant une pensée propre que l'être humain se singularise, de telle façon que le rattachement aux différents groupes d'appartenance culturels, cultuels, sociaux, familiaux, n'implique aucune confusion automatique avec ses pairs dans les groupes.

Non seulement l'activité de penser est une défense contre l'angoisse, mais elle participe à l'élaboration de l'enveloppe contenante, protectrice, filtrante, marquant la séparation pour permettre la relation. Elle participe à l'identité du sujet. Vulnérable, complexe, global, singulier, divisé entre conscient et inconscient, confronté continuellement à des choix, aux prises avec une double réalité objective et subjective, le sujet s'enrobe de sa pensée qui le sépare de l'autre pour lui permettre d'entrer en relation avec lui. Cette pensée se développe en plusieurs étapes, dans un mouvement d'incorporation et d'excorporation, d'introjection et de projection. A chaque fois se pose le problème du choix entre ce qu'il faut garder et ce que l'on peut rejeter puisque le tout est impossible. Il y a bien obligation de trier et de juger entre le positif à conserver et le négatif à rejeter, comme le souligne André Green. L'élaboration de l'enveloppe contenante protectrice, filtrante est aussi travaillée par le négatif, cet autre choix possible, qui n'a pas été retenu.

L'intranquillité, l'angoisse, au fondement de la pensée

Non-présence, non-moi, non-réponse, non-possession, non-certitude, non-savoir, non-maîtrise, autant de motifs d'intranquillité et d'angoisse au fondement de la pensée, autant de spectres du chaos menaçant, en arrière-plan, qui poussent à l'urgence de l'investigation où s'éprouve également le plaisir de la rêverie, de la création, de la découverte. Si l'angoisse, le déplaisir, la désillusion initient l'activité de penser, celle-ci est suscitée par *ce qui n'est pas*, par *ce qui vient à manquer*, par *ce qui échappe*, il y a quand même du plaisir depuis la satisfaction hallucinée jusqu'à la pulsion d'emprise qui fait du sujet un investigateur. La dynamique de l'émergence de la pensée se trame sur le principe plaisir/déplaisir, avec l'obligation du choisir entre ce qui est jugé positif et ce qui est jugé négatif.

En situation de non-présence, le petit bébé panique et l'hallucination permet l'apparition de l'objet absent. L'objet semble ainsi retrouvé et maîtrisé, ce qui a pour résultat de décharger la tension. Le petit d'homme se réfugie ainsi dans un espace psychique de rêverie, que Winnicott appelle *l'espace transitionnel.* Ce processus est facilité par le « doudou ». Il faut y voir l'origine de la pensée qui permet d'évoquer l'objet absent grâce à un substitut mental. *« Le leurre de l'hallucination est le temps préparatoire qui a pour but l'éviction de la douleur, comme temporisation et* tamponnement, susceptible de créer à partir de cet appas les moyens, non d'obtenir la satisfaction, mais de faire intervenir ce qui y pourvoit. La réalisation hallucinatoire du désir laisse se poursuivre la pression du besoin, la poussée de la pulsion et les effets douloureux de l'insatisfaction. Freud envisage concomitamment la réalisation hallucinatoire du désir et la détresse du nourrisson. »[83]

Dans un deuxième temps le petit bébé est confronté à l'énigme de l'autre, vécu comme menaçant pour le lien primordial à la mère, ce lien privilégié qui se déploie dans l'aire secrète et fusionnelle de la *relation duelle.* L'angoisse dépressive face à l'autre, l'inconnu, l'étranger, qui vient perturber l'aire fusionnelle de la relation duelle, permet à l'enfant d'entrer dans une phase de structuration importante. Progressivement, toujours soumis à cette dualité amour / haine il va reconnaître l'autre, celui qui n'est ni le moi, ni la mère, comme n'étant pas forcément

[83] A. Green, *Instances du négatif : transfert, tiercéité, temps*, in Le négatif, Perspectives psychanalytiques, L'esprit du temps, 1995, p.12

menaçant, le mouvement vers lui n'entraînant pas la destruction de la mère.

Le troisième temps de l'émergence de la pensée résulte de ce qui est perçu comme une non-réponse, une non-vérité, un secret dont le sujet se sent exclu. L'interdit œdipien confronte l'enfant a un désir urgent de savoir, mais ce désir se développe avec une crise radicale de confiance des parents. L'enfant a la conviction qu'on lui ment, qu'on lui raconte des histoires, que le tout de la vérité ne lui est pas dit, qu'il y a un secret. La curiosité qui en découle crée les conditions d'une pensée solitaire et secrète. « La découverte que le discours peut dire le vrai ou le faux est pour l'enfant aussi essentielle que la découverte de la différence des sexes, de la mortalité ou des limites du pouvoir du désir »[84]. La pensée du sujet émerge dans le secret, face à ce qui n'apparaît pas comme une réponse à sa question : *comment on fait les enfants ?* « Les recherches sexuelles de ces premières années de l'enfance sont toujours solitaires ; elles représentent un premier pas vers l'orientation autonome dans le monde et éloignent considérablement l'enfant des personnes de son entourage, qui jusque-là jouissaient de sa pleine confiance »[85] La lutte pour le droit de garder des secrets à l'insu des parents est un des facteurs les plus puissants de la formation du Moi.

Une quatrième étape du développement de la pensée apparaît lorsque le sujet arrive à renoncer à la possession de l'autre en découvrant qu'il peut être en sa présence sans être détruit par lui, qu'il y a une place pour lui à côté de l'autre. L'objet échappe au sujet, mais le sujet échappe à l'objet car ils ont l'un et l'autre leur secret. Il faut, pour accepter cette non-possession, ce que Winnicott appelle *une capacité à être seul en présence des autres* et à se situer dans la

---

[84] P. Castoriadis-Aulagnier, *Article cité,* 1976, p.149

[85] S. Freud, 1905, *Trois essais sur la théorie de la sexualité*, Folio Gallimard, 1987, p.123

différence des sexes et des générations. Le sujet trouve alors une force motrice dans le fait de plaire à l'autre, ce qui permet à l'enfant de se développer avec des processus identificatoires tout en se retrouvant lui-même hors de l'annexion obligée de l'autre. Le sujet peut garder son secret face au secret de l'autre et l'interdit de la possession le libère pour penser

La dernière étape est la confrontation à la non-certitude. C'est la fonction du père d'introduire le doute et de faire naître cette curiosité investigatrice. En effet, dans le rapport parental, si la mère ne peut être remise en question, puisqu'elle a porté l'enfant dans son corps, le père toujours, reste incertain. Ce doute institutionnalise le non-savoir et le secret comme une donnée de la réalité.

Le négatif, la mémoire et l'oubli

La notion de *négatif* apparaît avec l'instauration de la limite entre soi et l'autre, l'enveloppe contenante qui dégage un espace de rêverie et de création, médiatise la relation, et conditionne l'activité de penser. Faire le tri pour conserver le positif et rejeter le négatif, signe l'émergence du sujet. La psyché se constitue avec le double mouvement de rejet et de conservation dans une dynamique *identique à celle du secret*, qui consiste à séparer le bon grain à retenir de l'ivraie à rejeter. Le sujet émergeant s'approprie ainsi progressivement les notions d'espace du dedans et d'espace du dehors, de contenant et de contenu, en vivant l'expérience du double mouvement : expulser ou conserver. Le négatif, cette part oubliée, non retenue par le jugement, traduit le manque et l'incomplétude. Il travaille le sujet. Refoulement, désaveu, forclusion, négation : l'ensemble des défenses primaires ont en commun de statuer par oui ou par non sur un quelconque élément de l'activité psychique, pulsion, représentation, perception qui sont les instruments et les processus par lesquels le jugement psychique est prononcé. Le négatif est une propriété de la pensée au sens où la pensée est elle-même productrice de négatif, où elle est travaillée par lui et où, finalement, il la fonde. Ainsi, comme le souligne André Green, l'acquisition de la pensée consciente a eu pour conséquence la formation de l'inconscient. Voici comment il définit le négatif : « La pensée transforme le rapport *objet présent / sujet percevant* en un rapport *objet non présent ou non perceptible / sujet reproducteur, qui présentifie la représentation.* Telles sont les coordonnées du négatif : ce qui se produit malgré l'absence de l'objet et ce que sa présence qui fait défaut induit comme autre mode de présentification – rendre présent – faisant exister, par un acte de reproduction de la trace de ce qui a été perçu, une structure réfléchie qui en tient lieu. »[86]

Le négatif et l'affirmatif sont liés, comme peuvent l'être les deux faces d'une même pièce. Le sujet dit « non » pour s'affirmer face au non-moi, mais le non-moi est dans le moi comme emprise nécessaire d'une identification primaire. Le sujet recrée la présence pour compenser l'absence, mais l'absence est présente dans cette recréation. Le sujet encore construit du savoir pour supporter le non-savoir, mais le non-savoir infiltre le savoir. Le négatif est dans un rapport dialogique avec l'affirmatif et le sujet est au cœur de l'interaction entre les contraires qui se révèlent inséparables. Au sein de chacun des deux adversaires est tapi l'autre, antagoniste : la vie au cœur de la mort et la mort au cœur de la vie. Comme le souligne Edgar Morin dans son essai sur la pensée complexe : « Nos organismes ne vivent que par le travail incessant au cours duquel se dégradent et meurent les molécules de nos cellules. Sans arrêt au cours de notre vie, plusieurs fois, nos cellules sont renouvelées… En quelque sorte, vivre, c'est sans cesse

[86] A. Green, article cité, 1995, p.29

mourir et se rajeunir. Autrement dit, on vit de la mort de ses cellules comme une société vie de la mort de ses individus, ce qui lui permet de rajeunir. Mais à force de rajeunir, le processus de rajeunissement se déglingue, se détraque et, effectivement, on meurt de vie. »[87]

L'ordre apparent que nous propose la vie témoigne non pas de l'ordre, mais de l'équilibre prodigieux du désordre en action. Il en est ainsi du sujet. Éros et Thanatos sont au cœur de la pulsion. Le désir de la satisfaction totale est le désir de la mort du désir et l'interdiction de cette satisfaction absolue permet au désir de vivre. De l'hallucination imaginaire à la représentation symbolique le sujet institue le couple absence/présence. Entre le tout-savoir impossible et le non-savoir insupportable, le savoir se fraie un chemin, mais c'est bien un savoir infiltré de non-savoir.

Ainsi *l'hallucination négative* qui consiste à rendre absent l'objet présent – l'expulser –, s'oppose à *l'hallucination positive* qui vise en rendre présent l'objet absent – le conserver. Ces deux versants renvoient à une même logique : le sujet ne peut pas garder en lui la totalité de la réalité. Il la passe au crible de son filtre interprétatif et n'en retient que la synthèse, ce qui suppose un jugement et un tri entre les détails à retenir et ceux à rejeter, pour reconstruire à sa manière, nous pourrions dire pour métaboliser, en tenant compte du principe de plaisir / déplaisir. Ainsi en est-il de la mémoire, sans laquelle il n'y a pas de pensée possible. Elle est subjective, sélective, et élective. Elle entre en dialectique avec l'oubli. Chaque sujet garde le souvenir de ce qu'il choisit, consciemment ou non, de ne pas oublier. En reconstruisant le passé, la mémoire le transforme, le déforme, le reforme en fonction de ce qui arrange le sujet, de ce qu'il juge bon ou mauvais, de ce qui

---

[87] E. Morin, Introduction à la pensée complexe, ESF, 1990, p.85

lui procure plaisir ou déplaisir. Ici apparaît l'inconscient, le refoulement, la négation, le déni, la forclusion.

La dialectique de la mémoire et de l'oubli

Le psychiatre et psychanalyste André Green suggère qu'une psyché sans négatif serait plus cauchemardesque qu'idyllique. « Borges nous décrit le pitoyable état de celui qui ignore l'oubli.[88] Pauvre Irénéo Funes évoqué par le narrateur. Il a la perception totalisante de la mémoire absolue ; car Funes ne connaît pas la synthèse des sens qui fait grâce du détail pour appréhender l'ensemble : il enregistre la somme de tous les traits qui composent une perception. Ce qu'il avait pensé une fois ne pouvait s'effacer de sa mémoire. Et voilà qu'il en meurt accablé, car peut-on vivre sans généraliser et donc sans oublier, supprimer, abstraire, toutes opérations nécessaires à la pensée ? »[89]

Cette nécessité d'oublier pour se souvenir, impliquant le sujet dans sa subjectivité, montre la fragilité de la mémoire et des témoignages. Deux témoins plongés dans la même situation au même instant peuvent rapporter l'un et l'autre des souvenirs très différents du même évènement partagé. Freud définit le *souvenir-écran* comme un souvenir reconstruit par le sujet à partir d'évènement réel ou de fantasmes, formation de compromis entre les éléments refoulés et la défense comme peuvent l'être l'acte manqué ou le lapsus, ou de manière plus générale, le symptôme. L'évènement oublié s'est déplacé alors pour se transformer en « autre souvenir ». Loin de témoigner d'une réalité objective passée, le souvenir témoigne alors d'une réalité fantasmée, imaginée, le plus souvent reconstituée, souvenir

---

[88] J.L. Borges, *Funes ou la mémoire*, in Fictions, Folio, Gallimard,1983, pp.109-118

[89] A. Green, article cité, 1995, p.21

du souvenir sans cesse reconstruit, lié aux défenses, à l'imaginaire du sujet, à l'interprétation subjective. On sait comment dans les cas de violence traumatique le souvenir peut être refoulé. On sait comment, un mot, une odeur, un morceau de musique, une chanson, une saveur, peuvent faire revenir à la mémoire des situations jusque-là enfouies dans l'oubli, apparemment effacées. On songe à la petite madeleine de Proust.

Dans l'histoire collective, le négationnisme – conscient ou inconscient – est l'avatar d'un tel processus ; ou plus exactement, ce processus dialectique entre mémoire et oubli rend possible la négation ou le déni d'évènements inhumains, douloureux, pénibles, culpabilisants. Même la science historique dont le travail d'objectivation vise à établir des faits passés et à les relier entre eux pour leur donner du sens, portent en elle cette fragilité liée à l'impossible totalité, puisque le non-savoir infiltre le savoir humain, puisque les vérités historiques sont toujours en évolution, en expansion, inachevées soumises à la contradiction. Les pulsions destructrices attaquent toutes les marques de l'incomplétude. Détruire l'autre, c'est aussi effacer sa mémoire, son histoire, ses pensées, son secret. C'est attaquer son langage et sa culture. Thanatos – le désir – attaque en permanence cette enveloppe contenante, protectrice, qui joue le rôle de filtre et de médiat, qui définit le sujet dans les limites de l'humain, quand Éros, au contraire – l'interdit – s'oppose à l'attaque, l'empêche, et fixe la limite à ne pas franchir sous peine de sortir de l'humanité.

Le désir-interdit, la transgression et la honte

Pour un esprit moderne, le terme *apocalypse* évoque une catastrophe cataclysmique, la fin du monde. Mais à l'origine le mot grec *αποκάλυψη* signifiait dévoilement, mise à nu, au sens de *révélation.* Le mot évoque la révélation par Dieu de ses propres secrets. Il existe ainsi une littérature apocalyptique censée contenir ces secrets. Le glissement sémantique du concept suggère ainsi que l'accès à l'omnipotence plongerait l'Homme dans les affres de l'apocalypse, effondrement catastrophique mondial. Pour le formuler autrement, le désir qui ne rencontrerait pas l'interdit, le désir sans limite, celui du secret divin susceptible d'apporter le retour à la position mégalomaniaque, à l'Eden de l'innocence, entrainerait la mort du sujet et la destruction de l'humanité. On sait comment le progrès scientifique et technique suscite à la fois le désir et la crainte, et se traduit à chaque fois par la constitution de comités d'éthique, visant à rappeler l'interdit, qui semblent assez impuissant face à la force du désir.

Dans la lutte sans merci que se livrent Éros et Thanatos, le désir se heurte à une barrière infranchissable qu'Élohim, figure du *père* ou du *tiers œdipien* vient nommer en la proclamant, en dévoilant le principe de réalité auquel va se heurter le principe de plaisir. Au-delà de cette barrière, la catastrophe est apocalyptique : destruction de l'altérité, de la parole, du secret, du manque, de l'incomplétude, de l'enveloppe contenante protectrice et filtrante, de la culture, de la pensée de la mémoire, du secret La mort du sujet désirant et symbolisant, libère l'inhumain, enfoui en l'homme, et en découle le surgissement de la barbarie.

Sur le plan psychique, une telle catastrophe a son équivalent dans *le sentiment de honte.* La honte résulte d'une culpabilité qui échoue à échapper au regard des autres. Elle voit s'effondrer la capacité du sujet à garder secret ce qui en fait un coupable. « Le caractère commun à toutes les hontes est *l'angoisse d'être exclu,* c'est-à-dire non seulement la crainte d'un retrait d'amour, mais même de toute forme d'intérêt »[90] La différence essentielle entre *la honte* et *la culpabilité*, c'est que la culpabilité est l'affaire du seul sujet, aux prises avec le Surmoi, instance psychique morale, interdit intériorisé, qui relève de la relation de soi à soi, relation intime, protégée du regard extérieur par le secret. Le sujet ne perd pas l'attention de cette instance interne, le Surmoi, et il peut expier sa faute et retrouver sa place au sein de la communauté. Dans la honte, le sujet perd tout soutien, tout filtre, toute protection, tout secret : l'enveloppe contenante protectrice ne joue plus le rôle de médiation entre lui et le monde, elle est anéantie. « L'angoisse de honte a toujours deux versants, ajoute Serge Tisseron. Le premier est le risque d'exclusion, le second est le risque de désagrégation mentale. »

La honte soumet le sujet au sentiment d'être mis à nu, d'être transpercé et c'est pour lui comme si la violation de la barrière anatomique de la peau constituait une mise à mort. Cette métaphore du regard qui transperce le corps, réduisant à néant l'enveloppe contenante en détruisant le secret, traduit l'existence d'un espace psychique enfoui, marqué du signe de l'abjection, devenu impossible à préserver du risque d'une intrusion. La honte pulvérise l'opacité du secret signifiant au sujet sa néantisation. L'enveloppe de protection de l'appareil psychique ne joue plus son rôle et la honte entraîne la rupture du *pare-excitations*, dont la fonction consiste à protéger l'organisme des excitations en provenance du monde extérieur, qui par leur intensité, risquerait de le détruire.[91]

Primo Levi, écrivain, rescapé des camps, dit avoir éprouvé *la honte d'être un homme.* « C'était la même honte que nous connaissons bien, celle qui nous accablait après

[90] S. Tisseron, *La honte, psychanalyse d'un lien social*, Dunod, 1992, pp.177-178

[91] S. Freud, 1920, *Au-delà du principe de plaisir*, in Essais de psychanalyse, Payot, 1951, pp. 5-75

les sélections et chaque fois que nous devions assister ou nous soumettre à un outrage : la honte que les Allemands ignorèrent, celle que le juste éprouve devant la faute commise par autrui, tenaillé par l'idée qu'elle existe, qu'elle a été introduite dans l'univers des choses existantes et que sa bonne volonté se soit montrée nulle ou insuffisante et totalement inefficace. »[92]

Dans une série de huit entretiens entre le philosophe Gilles Deleuze et la journaliste Claire Parnet, réunis dans un documentaire intitulé *L'abécédaire de Gilles Deleuze* produit par Pierre-André Boutang et diffusé sur Arte en 1995, le philosophe reprend cette notion de *honte d'être un homme*, en abordant la lettre R comme Résistance : « L'écrivain qui l'a dit le plus profondément, c'est Primo Lévi. Ce qui dominait à son retour des camps de concentration, c'était *la honte d'être un homme*. C'est une phrase... à la fois très splendide, je crois très belle, mais ce n'est pas abstrait, c'est très concret, la honte d'être un homme. Mais elle ne veut pas dire les bêtises qu'on veut lui faire dire, ça ne veut pas dire nous sommes tous des assassins, où nous sommes tous coupables ; par exemple, nous sommes tous coupables devant le nazisme. Primo Levi le dit admirablement, cela ne veut pas dire que les bourreaux et les victimes soient les mêmes. On ne nous fera pas croire cela, on ne nous fera pas confondre le bourreau et la victime. *La honte d'être un homme*, cela ne veut pas dire : on est tous pareils, on est tous compromis (...), mais ça veut dire plusieurs choses ; c'est un sentiment complexe, ce n'est pas un sentiment unifié. *La honte d'être un homme*, ça veut dire à la fois : comment des hommes ont-ils pu faire cela ? Des hommes, c'est-à-dire d'autres que moi, comment ils ont pu faire ça ? Et deuxièmement, comment est-ce que moi, j'ai quand même pactisé, je ne suis pas devenu un bourreau, mais j'ai pactisé assez pour survivre, et puis une

[92] P. Levi, La trêve, Les cahiers rouges, Grasset, 2003, pp. 14-15

certaine honte d'avoir survécu, à la place de certains amis qui n'ont pas survécu. C'est donc un sentiment très complexe. »

Le surgissement de l'inhumain, jusque-là enfoui dans l'humain, se produit lorsque le désir d'omnipotence ne rencontre plus l'interdit pour contenir les pulsions destructrices. Les stratégies de la violence faite à l'Homme par l'Homme peuvent suivre plusieurs chemins individuels ou collectifs : du harcèlement à la discrimination, de la persécution à l'agression guerrière, du crime de masse au génocide, de l'esclavage au colonialisme, elles visent toutes la destruction physique et psychique de l'autre, et trouvent alors appui sur un langage perverti, en quête d'absolu, de pureté et de totalité, qui se moque du principe de réalité, flatte de manière obscène le désir-interdit au nom du principe de plaisir, et attaque l'enveloppe contenante protectrice des hommes. La barbarie pense détruire l'autre, défini arbitrairement par une singularité, une différence visible ou non, mais sa destruction vise l'Homme, dans son fondement et son identité. Elle est vécue comme une honte pour l'humanité, comme la révélation obscène, honteuse, de ce qui n'est pas à voir dans l'Homme : sa part d'inhumanité. Pour les rescapés témoins et victimes de tels passages à l'acte, l'effet est cataclysmique, apocalyptique. Pris dans les mailles d'une histoire qui ne se laisse pas oublier, confrontés à l'impensable, la reconstruction passe par une difficile réappropriation de la parole.

Dans un article, intitulé *Taire l'indicible : honte et culpabilité*, publié en 2018 dans la revue *Mémoires n° 73,* Marie-Caroline Saglio-Yatzimirsky, psychologue clinicienne, relate une consultation en psycho traumatologie, « Hina se tait. Issue d'une famille sunnite du Penjab pakistanais, elle montre ses cicatrices en nommant l'auteur : son propre frère, qui, voulant la punir de sa liaison avec un homme chiite, a organisé un viol collectif. Hina est murée dans un silence mortifère, abîmée dans l'angoisse, qui la rive à elle-même. L'horreur ne cesse de lui revenir à travers les reviviscences traumatiques. Elle garde la tête baissée, évite mon regard car elle ne supporte pas le regard de l'autre qui la renverrait à une vision dégradée, souillée, méprisable d'elle-même. Elle prononce alors cette phrase : « Je suis devant vous, mais en fait je suis morte ». Je lui dis qu'elle doit être très vivante et courageuse pour pouvoir me dire cela. Elle répond qu'elle a trop « honte » pour parler de ce qui s'est passé. J'accueille sa capacité à qualifier sa honte, car la verbaliser et la partager, c'est déjà ne plus en être passivement l'objet dévasté… »

Pour l'hébreu אלים (alim) *violent* a la même racine que אילם (ilem) *muet/ mutique*. Ce rapprochement entre *la violence faite à l'humain par l'humain* et le *mutisme* semble particulièrement éclairant. La parole, qui a aussi pour fonction de contenir la violence, de la métaboliser ne joue plus son rôle. La transgression éthique que constitue l'acte de barbarie suscite la honte. On s'en cache, on ne veut pas voir, on ment, on manipule, on cherche à accréditer un autre narratif. Le silence posé sur la violence peut provoquer des ravages, tant pour tous ceux qui n'ont rien dit, qui se sentent coupables, que pour les victimes qui vivent ce silence comme une autre violence, comme une annihilation identitaire. C'est pourquoi les témoignages, à travers les récits mémoriels et l'Histoire, sont une lutte contre l'oubli porté par le silence ou la falsification.

La littérature portant sur les génocides offre de nombreux éléments pour réfléchir à la question de l'oubli, de l'effacement et du silence. La visée des bourreaux, au-delà de l'extermination collective, est de poser une chape de silence sur le génocide lui-même. « Ce qui a été n'a jamais existé, disent-ils ». Et le rescapé, témoin et victime de la honte, est confronté à la difficulté de mettre des mots sur l'impensable au risque de revivre ce que l'on voudrait surtout ne pas revivre et de se heurter à des auditeurs qui ne veulent pas entendre et qui relativisent. Simone Veil confiait : « au retour des camps, nous nous taisions, non pas parce que nous ne voulions pas parler, mais parce qu'on nous coupait la parole en nous disant « *passe-moi le sel* » et en ajoutant : « *ça ne devait pas être si terrible, puisque vous êtes revenus* ». Au retour des camps, le discours de ceux qui revenaient n'étaient pas entendus. Primo Lévi dit la même chose. En écrivant il décrit l'indicible, c'est-à-dire ce qu'il ne pouvait dire à personne. Il explique comment son manuscrit *Si c'est un homme*, d'abord refusé par quelques éditeurs importants fut finalement accepté par une petite maison d'édition et tiré à 2500 exemplaires avant de tomber dans l'oubli jusqu'en1958 : « En cette dure période d'après-guerre, les gens ne tenaient pas beaucoup à revivre les années douloureuses qui venaient de s'achever »[93] Il faut le temps d'une génération pour que les mots puissent se frayer un chemin vers un auditeur.

« L'oubli, dans la clinique, s'annonce par un paradoxe, puisqu'il faut se souvenir pour oublier autant qu'il faut oublier pour se souvenir autrement. Il fonde et entretient tout à la fois un rapport ambigu avec la mémoire. Si l'oubli est nécessaire, il peut être aussi une amnésie pathologique, l'enfouissement de quelque chose d'insupportable. »[94]
« Longtemps, les survivants ont préféré garder le silence sur ce qu'ils avaient vécu. Contrairement aux idées reçues, ce silence ne leur a pas été imposé de l'extérieur mais s'est au contraire imposé à eux comme un principe de survie et de reconstruction. Nombre de rescapés n'ont ainsi commencé à parler que sur le tard, quand l'essentiel de leur vie était derrière eux et qu'ils craignaient moins d'affronter le

---

[93] P. Lévi, Si c'est un homme,Juillard, 1987, p. 233

[94] N. Dollez, *Exil et violence politique, les paradoxes de l'oubli,* ères, 2019

souvenir de cette expérience traumatisante »[95] Primo Lévi raconte que certains rescapés des camps d'extermination n'avaient pu survivre dans des conditions effroyables qu'en retranchant de leur conscience les situations les plus terribles qu'ils vivaient. Ils ne pouvaient pas reconnaître l'horreur qu'ils avaient vécue car ils avaient enfermé cette horreur dans une partie d'eux-mêmes et ils avaient perdu la clef pour se protéger du risque d'y être à nouveau confrontés.

La barbarie réalisée plonge également l'historien dans une quasi-impossibilité à objectiver les faits sans dénaturer l'horreur. « Peut-être que ce qui s'est passé ne peut pas être compris, dans la mesure où comprendre, c'est presque justifier. Comprendre la conduite de quelqu'un cela veut dire – c'est aussi le sens étymologique du mot – la mettre en soi, mettre en soi celui qui en est responsable, se mettre à sa place, s'identifier à lui. Eh bien aucun homme normal ne pourra jamais s'identifier à Hitler, à Himmler, à Goebbels, à Eichmann, à tant d'autres encore… Ce qu'ils ont dit ou fait sont des paroles et des actions antihumaines sans précédents historiques »[96]

Le propre de l'impensable c'est de tendre à effacer le savoir, à faire silence, à maintenir le secret. Et le propre de la honte, liée à tout acte de barbarie est cette contagiosité. Tout homme parce qu'il est Homme éprouve la honte de l'acte du bourreau. Il la reçoit en lui…comme un effondrement catastrophique, apocalyptique.

---

[95] D. Frischer, *Les enfants du silence et de la reconstruction*, Grasset, 2008

[96] P. Lévi, 1947, *opus cité,* p. 261

QUELQUES VECTEURS DE LA HAINE DE L'AUTRE

Les différentes formes prises par la haine de l'autre sont multiples : discriminations, persécutions, harcèlements, bouc-émissaires désignés à la vindicte, génocides, racisme ordinaire, antisémitisme. Elles sont portées par des vecteurs qui se déploient de manière plus ou moins consciente : les stéréotypes, les préjugés, les falsifications de l'histoire, la concurrence des mémoires, les théories du complot, le poids du passé et le ressentiment. Ces vecteurs propulsent l'être humain dans le passage à l'acte d'une violence destructrice contre un autre, représentant désigné de l'altérité, vécu, fantasmé, éprouvé comme une menace existentielle. Cette haine de l'altérité, haine de l'Homme et de ses limites, est une haine de tout ce qui renvoie au manque et à l'incomplétude. C'est aussi une haine de soi puisque le sujet éprouve, lui-même, la blessure narcissique liée à la condition humaine. Chacune des formes prises par la haine de l'autre a sa particularité et sa spécificité, mais elles concernent toutes l'Homme, avec sa complexité, son ambivalence, ses conflits intra et interpsychiques, son narcissisme, sa quête d'identité et d'amour, capable à la fois du pire et du meilleur. La haine peut être individuelle ou collective. Lorsqu'elle est collective, elle s'appuie sur des « théories ».

Le racisme se construit sur des stéréotypes et des préjugés, des rumeurs, des dénigrements, des caricatures et des fantasmes. Il s'appuie sur des idéologies qui divisent l'humanité en catégories supérieures et inférieures, à partir d'un détail physique ou comportemental, culturel ou religieux. Apparaît vite alors la distinction entre civilisés et primitifs sauvages que l'on a vite fait de déshumaniser en les comparant à des animaux. C'est très efficace pour justifier les pratiques de domination – esclavage et colonialisme.

L'antisémitisme est une forme particulière de racisme, au sens où la haine de l'autre ne se nourrit pas d'une prétendue hiérarchie raciale entre civilisé et primitif. Elle se déploie contre *un autre*, accusé de « fourberie » et de « parasitisme », susceptible de mettre en danger la société qui les « accueille » en confisquant tous les postes de pouvoir. Les préjugés et stéréotypes associés aux juifs concernent leur capacité à *faire semblant* de s'intégrer, à se serrer les coudes entre eux, et à accaparer les richesses et les postes de pouvoir au détriment de tous les autres. Manifestation ultime de la haine antisémite, le pire de ses passages à l'acte, la Shoah, nous apparaît singulière, dans la forme industrielle, administrative, méthodique et systématique de la destruction obsessionnelle de l'autre.

Ce que ces différentes formes de racisme révèlent de l'être humain nous concerne tous : l'Homme est capable de définir l'autre, son semblable, comme l'objet obsessionnel de sa haine et de ses pulsions destructrices ! Soit pour justifier une exploitation économique – *l'esclavagisme* – ou l'exploitation d'un territoire qui n'est pas le sien – *le colonialisme* – soit pour revendiquer une pseudo pureté identitaire – *le génocide* – soit encore, pour se défendre contre le fantasme d'un « *grand remplacement* ». Mais ces différents prétextes qui « justifient » les théories de la haine ne sont que la ruse du sujet pour détourner la haine de soi sur l'autre. Haine de soi, en tant que haine des limites auxquelles le sujet se trouve assigné, puisqu'elles sont au fondement de l'identité humaine.

Les processus qui mènent à la destruction de l'autre sont universels : déshumanisation, assignation à une identité figée préconstruite, utilisation du fantasme de pureté et d'impureté, de supériorité et d'infériorité, de civilisation et de sauvagerie, fantasme de parasitisme, ou de grand de remplacement. Les effets et les conséquences traumatiques nous le disent : c'est bien de l'Homme qu'il s'agit, de cette part d'ombre enfouie en nous, de cette ambivalence conflictuelle – amour et haine, désir et interdit – de la difficile acceptation de soi, c'est-à-dire des limites de *l'humaine condition* ou de l'impossible totalité. Et dans la trame de la relation à l'autre, où se déploie la quête d'identité et d'amour, quête angoissée où se profile le désir d'être tout et la peur de n'être rien, le sujet pense pouvoir échapper à *l'angoisse de honte*, c'est-à-dire au risque d'exclusion, de bannissement ou de rejet et au risque de désagrégation mentale ou de chaos psychique, en dirigeant, avec d'autres, sa haine contre l'autre. Cela lui permet d'imaginer *la confusion de tous en un* par le seul lien d'appartenance au groupe dont il se réclame, pour mieux exclure l'autre, prédéfini alors avec certitude comme figure du non-moi, figure du double, puisque semblable, mais du double inquiétant, puisque différent : *double défaillant*, *double inférieur*, *double menaçant*, *double intrigant*, *double parasite*, *double impur*, *double incompatible*, *double exploitable*, *double défouloir*. Chaque double devient bouc-émissaire, sur lequel on peut s'acharner et que l'on doit détruire, pour éviter la guerre de tous contre tous et retrouver l'illusion d'une toute-puissance. Lorsque la haine et les pulsions destructrices se déploient, le sujet ne reconnait plus ni sa propre énigme, ni celle de l'autre. Chacun est à une place bien définie ce qui permet de réduire tout éclat de chaos. Il n'y a plus de mystère. Il n'y a plus de secret. Il sait tout, en toute certitude. L'autre est défini à l'avance, immédiatement, du premier coup d'œil, quelques soient ses mots, ses pensées ou ses actes. Il suffit de plaquer sur lui des *idées reçues*, des *stéréotypes* et *des préjugés*. Débordé par la haine, le sujet pense pouvoir se passer de l'enveloppe contenante, protectrice, filtrante, médiate. Il se réfère à un savoir immédiat, il évacue l'incomplétude, l'incertitude, et toute possibilité relationnelle. Il fige les identités, et enferme les autres dans des bocaux étiquetés d'où il leur est impossible de sortir. Les passages à l'acte que la haine génère sont universels. On les retrouve à toutes les époques et sous toutes les latitudes, dans toutes les cultures, dans toutes les religions.

Le film documentaire « Noirs en France »

Nous appelons les stéréotypes, les préjugés, les rumeurs, des vecteurs de haine. Dans le très beau film-documentaire *Noirs en France,*[97] l'écrivain Alain Mabanckou et la journaliste Anne Perreau donnent la parole aux Français noirs de tous âges, de tous horizons, connus ou inconnus du grand public, avec cette question récurrente en toile de fond : comment vit-on le fait d'être Noir Français au pays des Droits de l'Homme ? Ils sont écolier, lycéen, danseuse, soignant, rappeur, boxeuse, tennisman, chanteuse, rapporteur à la cour des comptes, maîtresse de conférences, acteur-réalisateur, journaliste. A travers le récit de leurs parcours individuels enrichi par quelques images d'archives se dessine la représentation que les Français se font des Noirs mais aussi l'impact de ces représentations sur celle que les Noirs se font d'eux-mêmes et de la France. Nous voyons très bien alors comment *les stéréotypes* et *les préjugés* viennent orienter plus ou moins consciemment notre regard sur l'autre, pour brouiller, entraver, manipuler la relation. Ils enferment l'autre dans des représentations et

---

[97] A. Mabanckou, A. Perreau, *Noirs en France*, film, 103 mn, diffusé sur France 2, le mardi 18 janvier 2022

des affects négatifs. Ils provoquent humiliation, souffrance, colère, honte, révolte, fatalisme, autodépréciation, humour aussi. Ils attaquent la dignité de la personne. Ils se lisent aussi bien dans ce qui est dit que dans un regard, une moue, un geste, un trait d'humour.

Franz Fanon[98] décrit, en pensant à la colonisation, l'impact du sentiment de supériorité des Blancs sur les Noirs. Un tel stéréotype porté par les colonisateurs sur les colonisés pousse ces derniers à intérioriser un sentiment d'infériorité. Le regard de l'autre, son effet miroir dans la construction identitaire et le narcissisme, sous-tendent la relation d'altérité. La haine de l'autre peut avoir un effet sur l'autre : la haine de soi. Dans le très sensible documentaire *Noirs en France,* l'écrivain Alain Mabanckou et Anne Perreau nous donnent à voir des témoignages d'un tel effet. Laetitia Helouet, rapporteure à la cour des comptes se souvient : « enfant je pensais qu'un jour, je deviendrai blanche ». La belle et jeune danseuse Kathy Laurent Pourcel avoue avoir longtemps refusé de manger du chocolat parce que « je craignais de devenir plus noire ». Et puis il y a le test de la poupée : entre la noire et la blanche, toutes les petites filles noires interrogées choisissent la poupée blanche « parce qu'elle est plus belle. »

Face à la caméra des témoins évoquent l'humiliation de ces combats rendus impossibles à cause de la couleur de peau. On ne peut pas pratiquer la danse classique quand on est une danseuse noire. On ne peut pas non plus chanter n'importe quoi. Nina Simone, pianiste, chanteuse, interprète de Jazz, blues, soul, folk, gospel, laisse couler ses larmes pour dire son infinie souffrance de n'avoir pu entamer une carrière de chanteuse lyrique classique. Derrière la caméra, on insiste. Cette grande dame, âgée, a acquis une notoriété. Elle parle d'un refus auquel elle s'est heurtée bien des années plus tôt. « Et si longtemps après,

---

[98] F. Fanon, *Peau noire, masques blancs*, Seuil, 1962

vous le regrettez encore ? » Avec les larmes, submergée par l'émotion de la plaie encore vive : « Bien sûr, je le regrette ». Le film échappe à la victimisation et à la colère. Il montre la souffrance, l'humiliation, mais aussi la dignité, la poésie, la capacité d'émerveillement qui demeure intacte et l'espoir dont chacun porte témoignage. « Les portes sont fermés, alors il faut passer par la fenêtre » résume avec une logique imparable l'aide-soignant Didier Vieillot.

Le film documentaire évoque avec beaucoup de sensibilité les ravages provoqués par ces croyances négatives élaborées tout au fil de l'histoire et dont, par un mécanisme de facilité, d'habitude, de paresse, peut-être, nous nous faisons les relais, sans même parfois nous en rendre compte. Ces préjugés portent les traces de la *haine de l'autre*. Ils servent en même temps de stimulant et de vecteur à cette haine ; une haine dirigée contre l'autre, qui peut avoir pour effet sur cet autre une haine de soi intériorisée, ou une haine contre l'agresseur, la *violence fondamentale* étant définie par Jean Bergeret comme un moment de rage narcissique en réponse à une humiliation.

La catégorisation

A l'origine des *stéréotypes* et des *préjugés*, devenus vecteurs de la haine de l'autre, il y a toujours les limites de la condition humaine : le manque, l'incomplétude, l'impossible totalité, l'obligation de faire des choix, la dialectique de la mémoire et de l'oubli. Nos capacités mnésiques sont limitées ; nous ne pouvons que nous représenter le monde. La représentation n'est qu'une trace de ce qui a été. Elle entérine la perte de la totalité. Elle n'est qu'une reconstruction subjective. Elle est orientée subjectivement. Pour compenser l'impossibilité de faire face au flot d'informations qui lui parviennent, l'être humain se contente de retenir des détails, et met en œuvre des stratégies pour construire du sens. *La catégorisation* est processus cognitif naturel qui consiste, pour mettre de l'ordre dans le chaos du flot informationnel, à différencier des objets entre eux et à les regrouper par analogies, d'après des critères préalablement définis. C'est un mécanisme élémentaire et universel de la perception humaine qui consiste à découper le monde en regroupement pertinent à partir de traits caractéristiques qui les distinguent des autres. Ainsi le sujet spontanément, naturellement, utilise ce processus de manière involontaire. Il distingue et classe également ses semblables en différentes catégories, à partir des détails qui lui semblent représentatifs pour gérer la différence et l'analogie. Cela lui permet d'identifier des groupes sociaux ou des individus, de se repérer, de se positionner dans la société, de s'ajuster, et de faire face à la menace de chaos. Mais nous savons que la capacité à choisir des détails et à en rejeter d'autres est fortement liée à l'implication du sujet dans la relation embrouillée et ambivalente avec l'autre, qui n'évite pas les enjeux narcissiques, où s'affrontent les couples amour/haine, désir/interdit, Éros/Thanatos. Si bien que dans ses choix inconscients et conscients, dans les représentations qu'il se fait de l'autre, le sujet, pris dans les plis de la relation. Il projette des affects et des fantasmes qui ne sont pas neutres.

Les stéréotypes, les préjugés

Le *stéréotype* est une image, une représentation de l'autre, élaborée collectivement par l'environnement social. C'est une représentation simplifiée d'un groupe humain, jouant sur la distinction entre *Eux*, réunis par analogie dans une catégorie, et *Nous,* regroupés par analogie dans une autre catégorie. L'image de l'autre est élaborée avec un mélange de fantasmes, de rumeurs et d'éléments déformés, détournés de la réalité, qui s'inspirent de l'histoire, des traditions, du physique. C'est une croyance partagée, relative aux attributs physiques, moraux et/ou comportementaux, censés caractériser et résumer l'autre dans sa catégorie. Il y a une *essentialisation* du détail, par exemple la couleur de la peau résume le sujet, et une *généralisation* qui permet de classer chaque sujet présentant le même détail surinvesti et devenu signifiant dans la même catégorie. En découle une forme de caricature – exagération du détail – donnant au portrait, la valeur d'une définition pour tous les membres du groupe. « L'essentialisation est un processus de généralisation qui consiste à passer d'une variable identitaire – la couleur de peau, par exemple – à l'attribution d'une identité de groupe figée. L'essentialisation est donc un processus d'assignation identitaire : les différences internes au groupe s'effacent pour ne laisser place qu'à celles qui le séparent du *Nous* et créent, en quelque sorte, un sentiment d'inaltérabilité de l'appartenance »[99]

Le stéréotype peut selon la circonstance être valorisant ou non, mais il ne prend jamais en compte le sujet dans la complexité de son existence ni dans sa radicale singularité. Croyance collective essentialisant le détail en le déclarant signifiant et représentatif de l'identité du sujet et de sa catégorie. Le stéréotype pose une définition définitive pour l'ensemble des sujets de la même catégorie : les Noirs, les juifs, les arabes, les jeunes, les vieux, les roux, les blondes, les homosexuels, les gros, etc. Cette définition est indifférente à ce que peut dire ou faire le sujet. Elle ne s'intéresse pas à l'*existence*, mais à *l'essence.* Il y aurait ainsi, une essence des Noirs, des juifs, des arabes, des jeunes, des vieux, des roux, des blondes, des homosexuels,

---

[99] L. Licata, O. Klein, *Regards croisés sur un passé commun : anciens colonisés et anciens coloniaux face à l'action belge au Congo*, in L'Autre : regards psychosociaux. PUF 2005, p. 264

des gros etc., indifférente à la réalité de leur existence, à leurs paroles, leurs actes.

Ainsi le stéréotype de l'homme noir, doué pour le sport, pour le rythme, et pour la sexualité, peut, renvoyer l'individu aux représentations archaïques négatives, telles qu'elles furent portées par la vision coloniale en mettant l'accent sur *l'animalité,* le côté *sauvage* et bien peu civilisé. En exergue de leur livre, *intitulé L'Autre : regards psychosociaux,* publié au PUF en 2005, Margarita Sanchez-Mazas et Laurent Licata rapportent le portrait du Noir, chargé de stéréotypes et de préjugés que l'on pouvait lire dans *le Guide du voyageur au Congo-Belge et au Ruanda-Urundi en 1950* « Le noir est fidèlement attaché à celui qu'il affectionne et estime, aussi ne l'abandonnera-t-il pas dans le danger. (...) Il supportera courageusement la douleur s'il en connaît la cause ; en revanche, il a une peur irraisonnée de toute menace invisible et il attribue très facilement, si pas toujours, l'origine des malheurs ou des maladies qui l'accablent à des puissances occultes, ou au mauvais sort jeté par son ou ses ennemis. (...) On dit le noir paresseux parce qu'il est partisan du moindre effort. Cependant, bien entraîné et judicieusement employé, il fournit un bon rendement. Il s'adapte facilement aux diverses besognes et aux nouvelles occupations qu'exige de lui un changement d'habitat. »

Les stéréotypes trouvent une opportunité pour permettre aux colons d'asseoir leur domination sur les colonisés. Ils s'ancrent dans les consciences individuelles et collectives par le biais d'histoires drôles, d'expressions toutes faites, voire en détournant quelques faits divers venus démontrer la pertinence de l'image stéréotypée.

Le préjugé est un jugement émis sur une personne, une culture, ou une situation, sans réflexion préalable au contexte, sans même qu'il y ait eu rencontre. Est-ce le préjugé qui contribue à l'élaboration du stéréotype, où l'inverse ? Peu importe. Ces deux-là ont partie liée. Le préjugé habille le stéréotype d'affects et de jugements. Il empêche la rencontre en assignant l'autre à une identité définitive jugée préalablement. Nul besoin de l'écouter, cet autre, nul besoin de l'entendre, nul besoin de reconnaître la singularité de son rapport au monde. Tout a déjà été vu, su, entendu de lui. L'affaire est déjà pliée, le jugement de valeur établi. Le préjugé renforce l'opposition entre *Eux*, les dévalorisés, les autres « ceux de l'autre groupe », et *Nous*, les meilleurs, les plus beaux, les plus intelligents, les plus réfléchis, les plus civilisés, aussi. Ainsi l'assignation de l'autre à son groupe d'appartenance, jugé négatif, renvoie à un *Nous* homogène, confus, merveilleux où l'autre n'existe plus. Il est exclu. Le sujet renforce ainsi à bon compte son image narcissique en jouant sur la confusion identitaire des membres du groupe d'appartenance le plus valorisant. *L'identité du Nous* est figée positivement, quoi que l'on puisse dire au faire, par opposition à *l'identité du Eux*, figée négativement, quoi qu'ils puissent également dire ou faire.

Les situations de crise, la rareté, la concurrence, favorisent Le recours aux stéréotypes négatifs et aux préjugés permet de défendre la cohésion du groupe d'appartenance – *Nous* contre *Eux* – notamment en situation de crise, quand la rareté, la concurrence, le chacun pour soi se développe. Il s'agit alors de se confondre en un *Nous* pour mieux exclure les autres – *Eux* – et échapper à l'angoisse de honte, l'angoisse d'exclusion en désignant à l'avance ceux à exclure. Des idéologies porteuses de cette haine de l'autre et des pulsions destructrices, servies par des propagandes redoutables, utilisent un langage perverti par les stéréotypes et les préjugés. Confondre dans un *Nous* pour exclure les autres sous l'aspect d'un *Eux*, tel est le langage diabolique par opposition au langage symbolique, qui consiste à différencier les sujets pour les réunir.

L'utilisation d'un tel langage, porté par les idéologies de haine, peuvent conduire des foules, des peuples, des États, à susciter discriminations, persécutions, et destruction de l'autre. Les stéréotypes et les préjugés sont inculqués par notre environnement social et se diffusent le plus souvent de manière inconsciente et involontaire, à travers l'éducation, les médias, et les nombreux moyens d'expression et de sociabilité.

Déconstruire les vecteurs de la haine

Se défaire des préjugés et des stéréotypes qui entravent la relation est un processus complexe, parce qu'ils relèvent d'un mode de fonctionnement cognitif naturel du sujet, impliqué dans la relation à l'autre et à lui-même, pour forger sa connaissance du monde. *Se représenter* à partir d'une trace mnésique investie d'affects valant renoncement à la totalité, *essentialiser,* choisir un détail pour donner du sens à une totalité perdue, *généraliser* la signification de ce détail à l'ensemble de ceux qui en sont porteurs, *classer par catégories* en repérant les analogies et les différences en fonction du détail jugé signifiant, recourir aux à *priori* ou s'aider de schémas simples élaborés préalablement collectivement, tels sont les processus cognitifs qui traduisent dans un premier temps le bon fonctionnement de notre cerveau. Il est difficile d'échapper à ces processus dont la fonction est d'apaiser *l'angoisse du chaos* – du désordre incompréhensible – qui s'appuient sur des stéréotypes et des préjugés assénés comme des évidences, des vérités immédiates, immuables, rassurantes, dans lesquelles se trouvent évacués, le manque, l'incomplétude, l'incertain le non-savoir, la non-maîtrise, l'énigme du non-moi. L'ordre apparent du classement par catégories rassure en permettant une définition identitaire qui fige le mouvement.

Chacun d'entre-nous vit avec des préjugés et des stéréotypes. Il s'agit d'en prendre conscience, de les repérer, de décortiquer leur origine. Or, cela réactive le risque pour le sujet de perdre ses repères, de remettre en question ses croyances et ces certitudes, c'est-à-dire le sens auquel il est attaché et qui définit son sentiment identitaire. Ce basculement – *je ne suis peut-être pas celui que je croyais être et l'autre ne se résume peut-être pas à ce que je croyais qu'il était* – appuyé sur l'esprit critique, permet le retour de l'incertitude, du non-savoir, du manque, de l'incomplétude et stimule la dynamique de la double quête – amour et identité – qui associe l'idée d'apprentissage, d'altérité et de dynamique identitaire. Nous sommes tous *un autre pour l'autre* et c'est bien dire que nous sommes également objet de stéréotypes et de préjugées à ses yeux. La vraie rencontre ne peut se faire qu'avec la reconnaissance de l'énigme de l'autre au-delà des stéréotypes et des préjugés ce qui suppose une définition identitaire mouvante, dynamique, toujours à réajuster. Nous retrouvons la dualité, l'ambivalence et la conflictualité intra et interpsychique entre le désir et l'interdit, entre l'illusion et la désillusion, entre l'amour et la haine, entre Éros et Thanatos.

Repérer en soi les idées reçues, les stéréotypes et les préjugés est la première étape vers un travail de réajustement relationnel. A défaut d'éradiquer les processus cognitifs qui conduisent à nos propres préjugés, du moins pouvons-nous espérer les déconstruire au risque de remettre en cause notre propre environnement, sa propre éducation et ce que l'on a imaginé être son identité pour faire face au non-moi. Ce n'est pas si facile ! C'est bien la condition pour rencontrer *l'autre*, dans sa singularité radicale, avec son énigme, son secret, son étrangeté, porteur d'une autre culture, riche d'une autre manière de donner du sens à ce qu'il est en train de vivre, capable de développer ses propres systèmes de défense. L'autre est alors susceptible d'enrichir ma propre vision du monde de m'apprendre des choses sur moi-même. Il nous faut donc écouter l'autre, le discours de l'autre ou l'autre discours, notamment la manière dont l'autre peut vivre nos propres stéréotypes ou nos propres préjugés.

Le point de vue d'Aimé Césaire sur le stéréotype de la mission civilisatrice de la colonisation est à cet égard édifiant. Il estime que la colonisation, loin d'être une œuvre civilisatrice, a au contraire décivilisé les colonisateurs : « Il faudrait d'abord étudier comment la colonisation travaille à déciviliser les colonisateurs, à l'abrutir au sens propre du mot, à le dégrader, à le réveiller aux instincts enfouis, à la convoitise, à la violence, à la haine raciale, au relativisme moral »[100].

---

[100] S. Boumana, Figures de la révolution africaine, La Découverte, 2014

UN CONCEPT MIS EN CAUSE : L'UNIVERSALISME

Le mouvement antiraciste est aujourd'hui agité par une violente querelle entre *les anciens*, défenseurs de l'idéal universel et de la laïcité, et *les modernes*, les éveillés ou les « woke » – selon la terminologie anglo-saxonne – qui rejettent cet idéal en le jugeant inutile, voire toxique et en vouant aux gémonies une laïcité qui prétendrait nier les communautés culturelles dans leur singularité.[101] Se trouvent ainsi dévoilés deux chemins concurrents et apparemment incompatibles pour parvenir à un même but, pour éradiquer le même ennemi : le racisme. Cette cassure renvoie à l'impossible totalité. Aucune théorie, aucun concept, y compris les mieux intentionnés comme *l'universalisme*, ne peuvent englober la totalité du réel. Ils portent en eux la faille inhérente à la condition humaine : manque, incomplétude, non-savoir, non-maîtrise. Ils échouent à instaurer dans le réel, la fraternité qu'ils annoncent et mieux encore, le discours d'unification fraternelle lui-même peut engendrer une pratique contradictoire avec ce qu'il énonce.

Ainsi, pour *les éveillés*, l'universalisme hérité de la Déclaration des droits de l'Homme et de la philosophie des Lumières, cet universalisme qui inspira Condorcet, dont on

---

[101] « *L'universalisme nuit-il à la lutte contre le racisme ?* » publié 19 juillet 2021 dans la revue *Regards.fr*, le débat entre le philosophe Norman Ajari et l'historienne Sophie Whanish,

connait le combat contre l'esclavage, n'aurait pas tenu ses promesses. Il serait devenu un concept abstrait, trop souvent utilisé pour nier les discriminations, voire encore pour effacer les singularités culturelles et les mémoires particulières. Vu sous cet angle, l'universalisme ne serait plus un idéal utile pour combattre la haine, dirigée contre l'autre. Le concept serait même devenu pernicieux. Non seulement l'universalisme n'a pas empêché la colonisation, mais il serait devenu l'apanage des colonisateurs et des dominants, arguant du concept d'universel pour définir la supériorité des civilisés contre les sauvages. Mieux encore. L'idéal universel servirait aujourd'hui à nier la permanence d'un racisme systémique, à placer les descendants des victimes et des bourreaux au même niveau de légitimité, sans tenir compte du vécu des discriminations quotidiennes ni des traces laissées par l'histoire. La différence des races, des religions, des cultures singulières, serait niée, au bénéfice d'un abstrait « tous semblables » écrasant tout : *l'Homme*. Serait ainsi dévoilée une manière insidieuse de prolonger la domination des dominants sur les dominés, voire de l'accentuer en se dissimulant derrière ce qui serait devenu une formulation vide de sens et contre-productive : l'idéal universel. Il s'agirait alors pour faire face, disent encore ces modernes, de remettre en scène ce que l'universalisme voudrait occulter et qui s'avère déterminant dans le rapport dominé/dominant : la race, le genre, la religion. Car en occultant ces trois critères, on occulte l'histoire des humiliations ; on met la victime du racisme et le raciste sur un pied d'égalité. Ces *modernes éveillés* nous font comprendre alors qu'une stricte égalité devant le droit ne prenant pas en compte l'héritage historique de la dette contractée par les dominants envers les dominés, puisse être mise en cause au bénéfice de l'importance de la dignité comme objectif politique.

Cette approche réhabilite la notion d'essentialisme, fondé sur l'historicité profonde, pour en faire un levier des luttes antiracistes. On connaît le nouveau vocabulaire concernant les « racisés » et les « privilégiés blancs », assignés à leur origine. C'est dire que nous ne serions plus jugés sur les actes de l'existence, mais avant tout sur l'appartenance à une communauté historiquement dominée ou dominante. Comme si, pour un même acte, la gravité du jugement devait être mesurée à l'aune de l'origine. Retour sur les processus cognitifs d'essentialisation, de généralisation, de catégorisation à l'origine des préjugés et des stéréotypes racistes

Sans doute convient-il de reconnaître quelques vérités dans ce discours des *éveillés.* Il ne suffit pas de se réclamer de l'universalisme pour supprimer le racisme systémique. Le film *Noirs en France* en porte témoignage. Les préjugés, stéréotypes valant discriminations quotidiennes, offenses et humiliations persistent même dans une société qui se réclame de cet idéal. Dans la France des Droits de l'Homme, le racisme demeure. On peut également rappeler que les femmes ont été exclues du suffrage universel en France, jusqu'en 1947 sans que le paradoxe de la mise à l'écart de la moitié de la population ne soit souligné par les tenants même de l'universalisme. Les modernes éveillés nous rappellent que des points aveugles demeurent, chez ceux-là même qui se réclament de l'idéal universel. Mais peut-on vraiment se passer de cet idéal pour s'opposer à toute discrimination et n'assiste-t-on pas, sous la bannière de l'antiracisme « *moderne* », à une régression vers une autre forme de racisme ?

Sans doute peut-on lire dans cette querelle inhérente au mouvement antiraciste la continuation de la lutte interne, intrapsychique, entre désir et interdit. *L'interdit* porté par le principe de réalité, oppose au *désir* et au principe de plaisir, *l'impossibilité de se saisir de la totalité du réel.* Nul ne parvient à éradiquer totalement le racisme. En découle une insatisfaction, une déception, une *désillusion*. Le désir – de totalité, d'absolu, d'infini – cherche alors à contourner l'interdit, en attaquant le concept lui-même d'universalisme dont il souligne l'insuffisance, l'inefficacité, le côté contre-productif, et espère trouver une approche plus totalisante de la lutte contre le racisme en construisant une nouvelle illusion dont on perçoit à l'avance les limites, puisque s'y retrouvent les stéréotypes les préjugés et l'activation des même processus cognitifs – essentialisation, généralisation, catégorisation – qui servent de vecteurs à la haine de l'autre.

DE LA CONCURRENCE À LA CONVERGENCE DES MÉMOIRES

Une autre expression de la dualité et de l'ambivalence – amour/haine, désir/interdit, Éros/Thanatos – peut être relevée dans la concurrence des mémoires, qui s'installe depuis les années 90, comme si le nécessaire rappel des souffrances ou des persécutions dont une communauté a été victime, pouvait porter ombrage à d'autres souffrances et à d'autres persécutions éprouvées par d'autres communautés. Tout commence par la chape de silence autour des violences que l'Homme commet contre ses semblables. Et le risque d'oubli. « Il s'agit de faire en sorte que les citoyens poursuivent leur vie en semble. Ce n'est qu'ensuite que les mémoires douloureuses remontent à la surface des sociétés. Et parfois, alors, des conflits commencent.

Le problème du devoir de mémoire

Nous savons que la trace du passé existe dans le présent, que la mise en mots de ce qui a été demeure la seule manière de métaboliser l'horreur, et qu'ignorer l'Histoire peut être lourd de conséquences. Comme le rappelle Aimé Césaire « *Un peuple sans mémoire est un peuple sans avenir* » C'est un peuple sans identité aussi. La mémoire ou plutôt les mémoires participent de la construction identitaire des sociétés et des individus. Le silence posé sur le passé et l'oubli qui pourrait en découler, valent négation identitaire et annihilation. La mémoire est un trésor fragile à partager, d'autant plus fragile qu'elle porte la marque de l'incomplétude, le désir de totalité, se heurtant à l'interdit. Se souvenir, par définition, c'est faire le tri entre ce que l'on retient et ce que l'on oublie, puisqu'il est impossible de « tout retenir ». Le tri est subjectif ; il peut être conscient ou inconscient. Nous le savons : lorsque l'on interroge des témoins présents au même endroit, les récits peuvent être différents les uns des autres. Les détails retenus ne sont pas forcément les mêmes. Le souvenir est une interprétation subjective de ce qui a été.

Le passage de la mémoire à l'Histoire permet une objectivation des faits par l'utilisation d'une méthode et d'outils conçus pour cela. Mais elle n'est pas non plus exempte de l'impossibilité de tout dire, ni à l'abri d'une potentielle accusation de partialité. « Tant que les lions n'écriront pas leur histoire, l'histoire de la chasse ne servira qu'à glorifier le chasseur », dit un proverbe africain. L'historien cherche à entrer dans la complexité de ce qui a été, en acceptant les espaces de non-savoir, les incertitudes, et en se défiant le plus possible des biais partisans. Cela ne suffit pas mais c'est la seule manière d'approcher au plus près de la vérité, dans une démarche sans cesse inachevée.

Le temps efface les souvenirs et l'Histoire les métabolise en mettant l'émotion à distance ; mais, malgré tout le travail d'objectivation nécessaire, elle n'est pas exempte d'implication. Les négationnistes ne le savent que trop. Les descendants spirituels des bourreaux ont intérêts à effacer les souvenirs, pour engager la négation de ce qui a été, relativiser, et réécrire. Et il y a autre chose encore. Le surgissement de l'inhumain en l'Homme, les actes de barbarie, l'extrême violence de l'Homme contre l'Homme, la haine et la destruction de l'autre, constituent une honte qui nous irradie tous. Elle nous sidère. Elle nous met à nu. Et il y a quelque chose de cette honte, que l'homme ne veut pas voir. En ce sens, l'oubli peut avoir une vertu, momentanée. Il faut bien continuer à vivre au présent. Il faut retrouver du consensus pour éviter la perpétuation de la destruction, le ressentiment, la haine en retour. Le risque de l'effacement est aussi là. Même si ce qui est enfoui, travaille en silence le sujet, jusqu'à pouvoir faire retour.

On a pu alors parler d'un *devoir de mémoire*. Formulé ainsi, il s'agit d'une obligation morale. Celle de ne pas oublier les victimes des évènements meurtriers témoignant de la haine de l'Homme contre son semblable. Mais il y a un problème. La mémoire n'est que la reconstruction d'une portion du passé. Et cette reconstruction privilégie un sens plus ou moins consciemment. Elle peut chercher à flatter le narcissisme d'une identité collective en cultivant la victimisation. Elle peut aussi manifester la volonté de tourner la page dans un souci d'apaisement pour continuer à vivre au présent en évitant la guerre permanente. Le choix de l'oubli peut permettre alors la construction du consensus. [102]

Apparu récemment sous cette formulation, le *devoir de mémoire*, est associé surtout à la mémoire de la Shoah. Il est médiatisé à partir des années 1980 avec, en 1985, la sortie de *Shoah*, le film de Claude Lanzmann ; avec les procès Barbie (1987) et Touvier (1997) ; avec le retentissement international du cinquantenaire de la libération du camp d'extermination d'Auschwitz ; avec le discours de Jacques Chirac lors de la commémoration de la rafle du Vel d'Hiv en 1995 rappelant que : « *Ne rien occulter des heures sombres de notre Histoire, c'est tout simplement défendre une idée de l'Homme. C'est lutter contre les forces obscures sans cesse à l'œuvre (...)* » ; avec la création en 1999 de commissions pour l'indemnisation des victimes de spoliation antisémites sous l'Occupation.

[102] Anthony Michel, Geoffrey Grandjean et Jérôme Jamin. La concurrence mémorielle », Témoigner. Entre histoire et mémoire, 2015

Se déploient aussi dans les collèges et les lycées, en appoint aux cours d'histoire, les témoignages des survivants.

Pour ne pas être conflictuel, le devoir de mémoire ne doit pas se réduire au seul génocide de la Shoah.

En parlant du génocide arménien, le chanteur Charles Aznavour disait : « qui ne fait sien tous les génocides n'en fait sien aucun ». Et c'est bien ce que souligne Régis Debré en parlant *d'abus de mémoire* lorsqu'il réagit en 2008 à la décision de Nicolas Sarkozy de faire parrainer chaque enfant victime de la Shoah, par un écolier français. : « Autant le devoir de mémoire est nécessaire, autant son abus est contre-productif... Il y a un risque d'escalade, d'une surenchère, d'une concurrence des mémoires. Celle-ci pourrait bientôt provoquer dans le monde des banlieues la revendication d'une adoption des victimes d'Israël en Palestine. Et il y a les Tsiganes, les Arméniens et ...les Noirs. J'ai peur que cette initiative ne divise selon des clivages communautaires et confessionnels »

La Commission présidée par André Kaspi en 2014 confirme cette crainte. Elle avait pour objectif de réfléchir au sens et au contenu du phénomène inflationniste des commémorations publiques concernant la Shoah. Elle conclut que le trop grand nombre de commémorations produit l'effet contraire de celui escompté. La multiplication des commémorations, la médiatisation de la mémoire de la Shoah, conduisent à un affaiblissement de la mémoire collective et réveillent des particularismes qui vont à l'encontre de l'unité nationale. Il y a une sorte de fixation communautaire et un désir de reconnaissance de chaque groupe par rapport à sa propre mémoire.

La concurrence

La concurrence victimaire ou *concurrence des mémoires* est une réaction à la présence médiatique du souvenir de la Shoah, qui a pu être vécue comme s'opérant au détriment des autres mémoires, notamment celle de l'esclavage, des crimes coloniaux, ou d'autres génocides. Sous l'effet d'un tel sentiment, des récits complotistes et négationnistes, portés par d'anciens stéréotypes antisémites, associent les juifs au pouvoir à l'argent, aux médias et à la double allégeance. Selon ces récits, la mémoire de la Shoah monopolise l'attention publique pour dissimuler le fait que « les juifs » auraient joué un rôle essentiel dans la traite des noirs – ce qui n'est basé sur aucune analyse historique – ou pour servir de prétexte, voire de justification à la colonisation israélienne en Palestine. Le terreau du devoir de mémoire est fertile pour les instrumentalisations politiques renforçant les idéologies de haine : nationalisme, racisme et antisémitisme. Ainsi Dieudonné M'Bala M'Bala passe du mouvement antiraciste *Touche pas à mon pote* à un militantisme antisioniste qui le conduit à la dénonciation d'un prétendu *lobby juif* dont l'objectif serait « d'occulter la mémoire de l'esclavage en montant en épingle le mythe de la Shoah »

Autre concurrence victimaire. Pour l'ancien dissident roumain Paul Goma, la médiatisation de la Shoah a pour effet d'effacer les crimes commis à l'Est de l'Europe par les régimes communistes. Il en tire rancœur et ressentiment. Dans un essai antisémite intitulé *la Semaine rouge, 28 juin – 3 juillet 1940, ou La Bessarabie et les Juifs*, publié par une maison d'édition roumaine, il réécrit l'histoire de son pays. Plus de six décennies après le début de la dernière guerre, il rend les Juifs responsables du massacre effectué par les communistes contre des « vrais Roumains ». Pour lutter contre les crimes des communistes roumains, il défend des thèses antisémites et négationnistes. Il accuse de nombreux auteurs juifs de monopoliser la Shoah afin d'occulter leurs propres responsabilités dans les crimes communistes commis contre les Roumains. Pour lui, les juifs monopolisent l'histoire avec « le mythe du génocide unique dont ils ont été victimes », afin de culpabiliser les autres nations, dans le but politique et économique de les dominer et de leur extorquer des fonds »

Comme le souligne Michel Wievorka « le processus de concurrence victimaire a permis un recyclage de l'antisémitisme ».[103] Et Bernard-Henri Lévi résume ainsi l'effet de cette concurrence des mémoires : « en nous entretenant inlassablement de la mémoire de leurs morts, les juifs commettraient ce crime : ils étoufferaient les autres mémoires, feraient taire les autres morts, éclipseraient les autres martyres dont le plus emblématique serait celui des Palestiniens » [104]

Dans la revue *Frères militants*, le 19 juin 2012, Pap Ndiaye termine sa recension du livre de Nicole Lapierre[105] par ces mots : « En France, les boutades et autres déclarations racistes font l'objet d'une certaine mansuétude, quand ce n'est pas une approbation franche au nom de la lutte contre le *politiquement correct,* par contraste avec les déclarations antisémites qui soulèvent, et c'est tant mieux, la réprobation générale. Bref, le sentiment du deux poids deux mesures a affaibli gravement les causes communes, tant celles-ci paraissent désormais dissymétriques ».

---

[103] M. Wiievorka, *La tentation antisémite dans la France d'aujourd'hui,* Laffont, 2005

[104] B-H Lévy, Ce grand cadavre à la renverse, Grasset, 2007

[105] N. Lapierre, Causes communes. Des juifs et des Noirs, Stock, 2012

De la concurrence à la convergence

Comme leur nom l'indique, les *crimes contre l'humanité* ne visent pas seulement telle ou telle communauté, mais portent atteinte à l'humanité tout entière. Et c'est au nom de l'Homme qu'il ne faut pas oublier, pas au nom d'une communauté singulière. Ce qui revient à dépasser la rumination victimaire, pour entraîner une réflexion sur notre part d'humanité, cette fragilité commune, notre vulnérabilité de sujet face à l'humaine condition qui pose limites et interdit – mais aussi sur cette part d'inhumanité enfouie en nous, cachée dans cette zone d'ombre que l'on appelle l'inconscient, portée par le désir-interdit d'omnipotence, lourd du ressentiment, du souvenir de toutes les frustrations accumulées, de l'aigreur, de dépit, de la rancœur, et de la haine. En ce sens, toute appropriation communautaire victimaire conduit à la concurrence des mémoires, fait le jeu de l'inhumain et vient occulter la fragilité de l'Homme dans la confrontation aux limites que lui assigne sa condition. Au-delà de l'utilisation politique de cette concurrence, avec le retour à un nationalisme essentialiste et à l'opposition entre *Eux* et *Nous*, se trouve illustrée la douloureuse relation d'altérité chargée d'ambivalence.

Dans son *Discours sur le colonialisme*, Aimé Césaire souligne que les exactions insupportables de la Seconde guerre mondiale, qui sont des *offenses à l'humanité tout entière,* sont dans le droit prolongement des exactions tout aussi insupportables préalablement commises contre les peuples asservis et colonisés.[106] Et l'avocat Alain Jakubowicz, président d'honneur de la ligue internationale contre le racisme souligne l'importance d'une convergence des mémoires : « Quelle différence y a-t-il entre un enfant

---

[106] A. Césaire, *Discours sur le colonialisme*, suivi de *Discours sur la Négritude*, Présence Africaine, 2004

juif exterminé entre 1942 ou 1944 et un enfant Tutsi exterminé en 1994 ? 50 ans, c'est tout. L'époque, le continent, les modes opératoires étaient différents, mais l'idéologie raciste et la folie meurtrière étaient les mêmes… Pourquoi nos concitoyens se sentent-ils si peu concernés par le génocide des Tutsi ? S'agit-il d'un vieux fond de racisme post-colonial ou, triste bégaiement de l'histoire, du refus d'assumer notre part de responsabilités dans les atrocités commises au Rwanda en 1994 ? Faudra-t-il à nouveau attendre 50 ans pour que, comme l'a fait Jacques Chirac en 1995 s'agissant de la responsabilité de la France dans la déportation des juifs, la vérité soit inscrite dans le marbre de l'histoire ? »[107]

Dans le n° 31 de la revue Histoire@Politique, édité par le Centre d'histoire de Sciences Po, pages 64 à 74, Marie-Anne Matard-Bonucci s'interroge : « Que peut l'Histoire face aux frontières qui se ferment et aux murs que l'on dresse ? Les sciences sociales sont-elles susceptibles de contrarier l'essor des nationalismes et de la xénophobie ? Ont-elles un rôle à jouer pour porter les valeurs républicaines, lutter contre les discriminations, les contrôles au faciès et les violences racistes ? »

La sociologue et anthropologue Nicole Lapierre retrace le destin de quelques figures emblématiques des combats partagés entre juifs et Noirs. Engagés dans la lutte contre la discrimination raciale et l'antisémitisme, pour la reconnaissance de leur dignité d'humain, ces hommes et ces femmes ont jeté des ponts entre ces deux communautés liées par le sentiment d'une injustice partagée. Nicole Lapierre porte témoignage d'une manière de combattre la concurrence des mémoires en mettant en avant une convergence. S'y trouve souligné une attention à l'autre, une attention à la diversité du

[107] A. Jakubowicz, avocat et président d'honneur de la Licra au Huffington post, le 17 avril, 2014

semblable, aux analogies et aux différences, des expériences, des histoires et des mémoires, comme une résistance à l'unité de l'homogène, du *Nous* contre *Eux*.

La convergence des mémoires se nourrit sans doute du sentiment éprouvé par Primo Lévi *La honte d'être un homme*, qui n'est pas lié à une communauté, mais au surgissement de l'inhumain dans l'humain, à la haine de l'autre, à la destruction de l'Homme par l'Homme. C'est, comme le suggère Gilles Deleuze, se poser les questions : comment des hommes, mes semblables, ont-ils pu faire ça ? Et comment est-ce que moi, j'ai quand même pactisé, je ne suis pas devenu un bourreau, mais j'ai pactisé assez pour survivre, j'ai accepté de ne pas voir, de ne pas parler, de détourner le regard ? » Ces questions concernent l'humanité. Elles sont indifférentes aux catégories qui divisent les hommes.

L'HISTOIRE, LA LITTÉRATURE, ET LE CONSPIRATIONNISME

Pour donner du sens au réel et éviter le chaos, nous nous entourons du langage, de pensées, de croyances et nous nous racontons des histoires. La narration participe de cette enveloppe contenante, protectrice, filtrante sur le modèle du moi-peau, du moi-pensant et du moi secret, qui nous permet *de médiatiser le réel* pour le rendre accessible, du moins pour nous permettre de l'interpréter avec nos représentations et nos affects, pour nous permettre de nous organiser en défense, pour nous permettre enfin d'y vivre et d'y agir. Seulement voilà. Si le langage, la pensée, le savoir et les récits ont pour fonction d'apaiser l'angoisse en nous permettant de donner du sens à ce qui nous échappe, nos constructions sont fragiles, faillibles. Le langage peut dire le vrai et le faux, nos pensées peuvent servir à nous protéger de « l'impérieuse nécessité du réel »[108], à nous protéger de ce réel impossible, qui nous échappe et derrière lequel se profile le spectre du chaos. Le savoir est infiltré par le non-savoir. Nos narrations, celles qui prétendent décrire le réel, n'évacuent jamais complètement les trous, les manques, la part d'ignorance, la possibilité de l'illusion, cette capacité à prendre notre désir pour la réalité. Ce qui s'énonce comme savoir, comme vérité, comme pensée, ne peut évacuer le doute, la critique légitime, ni la recherche sans cesse

---

[108] C. Rosset, Le réel et son double, Gallimard, 1976

recommencée. La vérité comme adéquation absolue de l'idée et du réel reste une chimère. Nous ne pouvons que nous représenter l'objet absent et quelque chose toujours échappe à la représentation symbolique, à la reconstitution du souvenir modelé par les affects qui lui sont liés. L'écart demeure. Le négatif, la part délaissée de l'objet, travaille. Notre implication subjective dans la réalité, avec notre imaginaire et nos affects, rend impossible son appréhension objective, même si un travail d'objectivation, sous couvert de la science peut être mené ; et le chaos menace toujours de renverser l'ordre provisoire de nos constructions, qui ont aussi un rapport avec nos constructions identitaires. Les situations de crise, de rupture, d'étrangeté, peuvent remettre en question tous nos points de repères. L'angoisse du chaos à laquelle confronte le risque d'effondrement des certitudes, des habitudes de pensée, des élaborations de sens, nous conduit à confronter nos représentations à celles d'autrui, non sans appréhension, non sans ambivalence, avec le souci d'être reconnu dans la pertinence de nos choix pour donner du sens à ce qui nous échappe. Et nous devons nous ajuster sans cesse à de nouvelles situations, à de nouvelles découvertes, à de nouvelles rencontres, à de nouvelles expériences, à de nouvelles interprétations. La dynamique est permanente

Alors, que devient la vérité dans tout cela ? Nous voulons savoir, découvrir la Vérité et organiser le réel dans un grand récit cohérent, mais le réel nous échappe toujours et cette méconnaissance nourrit l'angoisse. Selon Nietzsche, nous ne connaissons rien en soi, tout n'est qu'interprétation. « Notre monde c'est bien plutôt l'incertain, le changeant, le variable, l'équivoque, un monde dangereux peut-être, certainement plus que le simple, l'immuable, le prévisible, le fixe, tout ce que les philosophies antérieures, héritées du besoin et des angoisses du troupeau, ont honoré par-dessus tout. »[109] Pour vivre avec le doute, les réponses bricolées et les certitudes trompeuses, le philosophe nous renvoie vers les artistes. « Nous avons l'art afin de ne pas mourir de la vérité ». Pour reprendre l'image de Deleuze, les artistes déchirent l'ombrelle protectrice décorée de nos opinions, de nos croyances, de nos théories, pour aller chercher au-delà de celle-ci, un morceau de chaos, libre et venteux, organise une mise en ordre, un sens nouveau, qui vient enrichir sans jamais l'épuiser, notre approche de la vérité.

Pour être humaine, la vérité est relative, en construction, toujours inachevée. Cela ne signifie nullement que toutes les vérités se valent. Juste que les vérités sont incomplètes puisqu'élaborée par l'Homme, condamné à vivre avec l'incomplétude et l'impossible réel. Relativité dans l'espace, puisque, comme le dit Pascal : « Vérité en-deçà des Pyrénées, erreur au-delà ». Relativité dans le temps, puisque la vérité d'un jour ne dure pas toujours. Notre savoir évolue, il n'est jamais achevé. Relativité intersubjective aussi, puisque la vérité de l'un n'est pas la vérité de l'autre, en raison de l'implication du sujet, dans l'appropriation du réel impossible. Et c'est bien là, sur la relativité de nos vérités que prospèrent, les contre-vérités, les vérités alternatives, les fantasmes conspirationnistes et les théories du complot. Celles-ci ne relèvent pas seulement de la crédulité des gens ou de leur manque d'esprit critique, mais comme le souligne Alexandre Lacroix, dans son article *Plus belle l'histoire,*[110] elles « viennent combler un besoin profond chez l'humain ; celui de mettre le bruit et la fureur en récit ».

Les manipulateurs de la vérité et de l'histoire trouvent un espace de résonnance à partir de ce besoin profond chez

---

[109] F. Nietzsche, La volonté de puissance, Gallimard, 1995

[110] In Philosophie magazine, *Pourquoi se raconte-t-on des histoires*, n° 169, mai 2023

l'humain de combler l'angoisse issue du chaos qui se profile, derrière le non-savoir et le non-maîtrisable auxquels aucune élaboration ayant vocation à restituer la réalité ne peut échapper. Utilisant le fantasme du secret, ils partent à la recherche d'un sens caché derrière les vérités officielles incapables. Ces vérités incapables d'expliquer *tout*, se montrent incomplètes et laissent trop de place à la contingence et à l'inexpliqué. Singeant les scientifiques, ils partent à la recherche d'un secret que les vérités officielles viendraient occulter, pour induire en erreur et mieux tromper les naïfs. Ce faisant, ils flattent le désir de toute-puissance en proposant un savoir absolu, total, qui exclut le non-savoir et la non-maîtrise. Ils imputent la responsabilité de la résistance du réel à l'autre, au savant, au professeur, aux institutions, aux naïfs qui les croient. Leur haine se propage alors contre les comploteurs officiels qui veulent garder le vrai-savoir secret, pour conserver la toute-puissance pour eux, au détriment du bon peuple.

Mettre en récit le bruit et la fureur

Nous passons notre temps à nous raconter des histoires, à recourir à la fiction. C'est le jeu de la littérature, des contes, des légendes, des mythes. La question alors n'est peut-être pas celle du vrai et du faux au sens de l'adéquation la plus conforme du récit au réel, puisque le récit même le plus réaliste, ne peut offrir qu'une *représentation* de celui-ci, qui échappe toujours. La question est davantage celle de savoir comment nous nous servons de la fiction dans nos vies pour donner du sens à ce qui nous entoure ? La fiction, qui est la plupart du temps pure invention, a des effets sur nous qui eux, sont bien réels. Elle nous aide, par le détour d'un morceau de chaos mis en ordre, monde transposé, fictif, imaginé, à me représenter différemment le réel, et surtout, le rapport que j'entretiens avec lui, avec moi-même, et avec les autres. Mettre en récit, c'est donner du sens au chaos, ce désordre intérieur et extérieur qui bouillonne derrière la coupure, la castration, la loi du réel, l'impossible totalité. Et puisque la non-maîtrise, le non-moi, l'énigme, l'étrange, le secret, participent de notre relation au monde, l'impossible totalité concerne aussi le récit de l'historien dans son approche de la vérité, malgré tout le travail d'objectivation, la procédure rationnelle du relevé des traces du passé, les outils et la méthodologie de la science.

Il y a bien alors deux types de récit. Le récit de l'historien, qui cherche à donner du sens à ce qui a été en s'approchant au plus près de la vérité de ce qui a été ; et le récit fictionnel, celui de la littérature, qui donne du sens à des situations transposées, fictives, qui s'annoncent comme récits d'imagination, plus ou moins éloignés du réel. Chacun de ces récits disent quelque chose du bruit et de la fureur du monde, de la relation de l'Homme à lui-même et aux autres. Aucun des deux récits n'échappent à l'incomplétude, à l'ambivalence de la relation : amour/haine, désir/interdit, Éros et Thanatos.

Le narratif de la fiction et celui de l'histoire

Les deux types de récits, fictionnel et historique, ne répondent pas aux mêmes critères, ils n'ont pas les mêmes règles, ils n'ont pas non plus le même rapport à la vérité. Si la fiction dit quelque chose de la vérité humaine, c'est par le détour d'un *narratif subjectif*, imaginaire, qui ne repose pas sur la vérité objectivée, mais qui donne à voir une *signifiance*, une structure cohérente et logique, un chaos transposé, mis en ordre, avec du sens partout. L'écrivain maîtrise la mise en forme de son roman, les liens de causalités qui relient les évènements entre eux, la succession des situations est imaginée pour dévoiler un sens. Et même si l'écrivain peut se laisser surprendre parfois par ce qui surgit de sa plume, il y a une primauté de la *signifiance* sur *la vérité*. L'écrivain entraîne le lecteur dans son monde – qui n'est pas le monde réel – et le lecteur, en voyageant dans cet ailleurs, augmente sa capacité à affronter le réel, à donner du sens à ce qui lui échappe, à élaborer du sens, à se mettre à la place d'autrui, à cultiver l'empathie.

Tout autre est le *récit historique* dont le souci est de *représenter des faits* qui sont réellement survenus. C'est dire qu'il cherche à établir la vérité sur le passé à partir des traces laissées, traces de ce qui a été et qui déjà, n'est plus. L'historien doit donc constamment recourir à des traces, se référer à des archives et à des documents ; tenter de se défaire de l'implication subjective ; se heurter au manque, au non-savoir à l'impossible totalité. La recherche de la vérité, en histoire, est première préoccupation ; et elle est inachevée, toujours mise en question. Le sens reste en suspens, provisoire. L'historien est à l'affût d'autres traces, d'autres archives susceptibles de contredire ou de confirmer le sens précédant. Il ne peut pas se départir d'une attitude objectivante, rationnelle, logique, cohérente, mais il doit faire avec des trous, des énigmes, du non-savoir, comme tout discours scientifique il doit faire avec son implication. Il demeure un sujet impliqué dans sa culture, dans son époque, dans son milieu de vie, avec les enjeux narcissiques qui sont les siens. Il éprouve des désirs, des angoisses. Il a des intérêts qui lui sont propres.

Dans la fiction, nous trouvons à la fois *les mythes,* récits imaginaires perçus comme des histoires vraies par ceux qui les racontent et *la littérature* qu'il s'agisse de contes, de nouvelles, de romans, de légendes, de poésie. Là, la narration n'est pas forcément perçue comme une histoire vraie, mais elle apporte une situation transposée, imaginée, mise en ordre, un sens dans lequel chacun peut se projeter ou se retrouver. La narration des mythes, des contes et de la littérature, décrivent quelque chose de la vérité qui ne peut se dire par le discours objectivant de la science. La métaphore y a toute sa place. Les jeux de langage aussi. La musique des mots, le rythme des phrases, les images évoquées donnent du sens, de l'émotion, touchent l'intime, le secret, l'énigme, le mystère. Dans la manière de donner primauté à *la signifiance* sur *la vérité* le récit fictionnel, littéraire ou mythique, met en scène une part de vérité subjective qui touche l'universel pour éclairer notre monde intérieur et nous permettre de mieux comprendre quelque chose de ce réel qui nous dépasse, de ce réel impossible, comme le suggère Lacan.

Le muthos et le logos

Il y a bien deux types de récits le *muthos* et le *logos* tels que les évoque le philosophe Paul Ricoeur : « *Le logos* dans sa lutte contre *le muthos* n'en a jamais fini avec l'adversaire. Platon lui-même écrit des mythes et il semble bien que le récit mythique ne s'épuise pas dans sa fonction explicative, qu'il n'est pas seulement une manière préscientifique de chercher les causes, que la fonction fabulatrice elle-même a valeur prémonitoire et exploratoire à l'égard de quelque dimension de la vérité qui ne s'identifie pas avec la vérité scientifique. La question est de savoir si la vérité scientifique est toute la vérité ou si quelque chose est dit par le mythe qui ne pourrait pas être dit autrement ».[111]

Par son intention signifiante, la représentation mythique vise à explorer le sens qui échappe à la connaissance scientifique. Il s'agit de donner une représentation maîtrisable de ce qui est inaccessible, indépendamment de

[111] P. Ricoeur, *Mythe, l'interprétation philosophique*, in Encyclopaedia Universalis, 1980, vol. 11, pp533-537

toute vérité basée sur des faits réels. Elle permet une mise en forme des fantasmes humains face au chaos. La littérature romanesque joue aussi ce rôle, même si elle ne repose pas, comme le mythe, sur la croyance. D'ailleurs nous pouvons lire les mythes comme des récits littéraires. Les métaphores, les images, nous parlent ; elles parlent de nous, de nos désirs, de nos angoisses. La narration littéraire est un outil permettant d'éclairer la structure, l'ordre et la dynamique psychique du sujet, de son rapport au monde, de ses affects ; et cela, par des métaphores, des transpositions, des situations imaginaires plus ou moins éloignées du réel. En projetant sa part d'interprétation singulière, l'écrivain met en ordre le chaos du monde pour toucher, une part d'universel, une vision qui concerne l'homme dans son rapport à lui-même, aux autres, au monde. Serge Boimare, psychopédagogue, a montré l'importance des mythes, des contes et des légendes, pour lutter contre l'échec scolaire.[112] Ils servent de médiateur de la vie psychique, et offrent à l'enfant de retrouver des situations émotionnelles proches des siennes, mais sur un autre objet que lui, à l'extérieur de lui, ce qui lui permet d'accepter une part de vérité sur lui-même, fragment qui relevait jusque-là de l'indicible, et dont la découverte fait l'effet d'une libération.

Le logos – discours rationnel logique scientifique objectivant, discours de la *représentance* – et *le muthos* – discours de la fabulation et de la *signifiance* traduisent la conflictualité possible entre deux narratifs, entre deux visions de la vérité. Le travail d'objectivation de l'historien l'engage dans la quête d'une vérité froide, indifférente au désir du sujet, indifférente au désir partisan, où le doute méthodique sert de méthode, où les preuves se cherchent dans les archives, dans l'accumulation de témoignages, dans l'analyse attentive des traces du passé. La vérité historique, objectivée, est incapable d'englober la totalité

[112] S. Boimare, *L'enfant et la peur d'apprendre*, Dunod, 2014

du sens. Elle est essentiellement inachevée. Le récit romanesque, lui, subjectif, transpose dans une fiction, une signifiance qui prime sur la vérité.

La narration conspirationniste

La narration conspirationniste ou théorie du complot est une lecture particulière de la société et du réel qui relie entre eux des infox ou des *fake news* avec des *éléments de la réalité*, dans une relative confusion en reliant des causes à des effets, de manière linéaire, comme s'il n'y avait qu'une seule cause à un effet et qu'un seul effet à une cause, évacuant toute complexité du réel afin de produire une signifiance, une intention, un sens particulier à partir duquel tout s'ordonne et devient limpide. Pas de place donnée à la contingence, au non-savoir, à la non-maîtrise. L'idée est que « rien ne serait dû au hasard » et que « ceux qui savent nous cacheraient tout ». Leurs preuves consistent à montrer que les vérités officielles, n'expliquent pas tout et qu'elles devraient le faire. Experts, savants, politiques, *Eux,* sauraient agiraient dans l'ombre pour contrôler et asservir le *Nous,* en le maintenant dans l'ignorance totale de la réalité des choses. Les médias mentiraient par complicité avec les gouvernants les experts et les savants, ou en jouant les idiots utiles. Le terrain est propice alors pour susciter la haine du *Nous* contre *Eux.*

La suspicion et la défiance sur les vérités officielles constituent des démarches naturelles et humaines, inhérentes à la philosophie, à la science, et à l'attitude citoyenne face aux pouvoirs et aux institutions. C'est une démarche nécessaire à tout esprit critique. Mais ces théories prétendent substituer une autre vérité aux vérités officielles d'une étrange manière. Elles évacuent toute complexité du réel, elles posent leur base sur des éléments douteux, fantasmes, rumeurs, contre-vérités et se déploient sur un mode paranoïaque, afin de définir un *Nous*, trompé, induit en erreur par un *Eux*, haïssable, à des fins de domination. Le conspirationnisme développe l'idée d'un *Nous* plus malin, plus futé, plus intelligent, plus lucide, capable de déchiffrer le secret détenu par un *Eux,* manipulateur, cachant la vérité derrière des fausses vérités, pour tromper et asservir le *Nous*. Ces thèses s'inscrivent dans le narratif fictionnel qui donne priorité au sens sur la vérité, tout en singeant le narratif historique dans sa quête de vérité, mais en partant de l'hypothèse d'une vérité absolue qui élimine le non-savoir et d'une intentionnalité sournoise, qui empêcherait cette vérité d'émerger au grand jour. L'une des théories conspirationnistes les plus célèbres a servi de justification à la haine des juifs. C'est *Le protocole des sages de Sion*, un montage de la police secrète du Tsar publié en 1903, selon lequel un plan de conquête du monde aurait été établi par les juifs et les francs-maçons. Ce *protocole* conspirationniste est devenu le symbole de la falsification et de l'antisémitisme. Hitler s'en est inspiré et ses effets morbides demeurent comme justification à la haine.

Gerald Bronner, sociologue interroge la propension des internautes et des citoyens à donner crédit aux théories du complot.[113] Pour lui, ce sont nos failles cognitives qui en constituent le terreau. Il définit des biais, des défauts de raisonnement, notamment *le biais d'intentionnalité,* cette tendance à soupçonner derrière des faits imprévus, inopinés et accidentels, une action consciente et intentionnelle. Notre vulnérabilité à la théorie du complot, serait également renforcée par *le biais de confirmation* qui nous pousse à consulter en priorité des sources qui défendent des opinions proches des nôtres.

Un autre sociologue, Luc Boltanski, oppose le monde réel où « émerge tout ce qui arrive, mais de façon

---

[113] G. Bronner, *La démocratie des crédules,* PUF, 2013

sporadique et ontologiquement immaîtrisable » et une réalité socialement construite qui se présente « comme un réseau de causalités reposant sur des formats préétablis de façon à rendre l'action prévisible ».[114] D'un côté une complexité indéchiffrable qui laisse place au manque, à l'incomplétude, au non-savoir, à ce qui échappe, à l'incertain ; de l'autre, une construction ouvrant sur une simplicité capable de relier à tout coup, de manière linéaire, la cause à l'effet, en supprimant le manque, le non-savoir, l'immaitrisable. Le sociologue note également que sous couvert de la science et avec l'effet du positivisme s'est opéré une rationalisation des représentations du réel qui a amené les États-Nations occidentaux à revendiquer le monopole des représentations correctes de la réalité. Or ces représentations « officielles » comportent des espaces d'ignorance. Et le sociologue constate que, simultanément, on assiste à l'explosion d'un genre littéraire particulier : le roman à énigme. Pendant que les savants, les économistes, les hommes politiques prétendent imposer une représentation vraie du réel, le public est attiré par le récit fictionnel à enquête policière – Sherlock Holmes, Hercule Poirot, Maigret – dans lequel la quête de la vérité permet de relier des indices qui ne laissent rien au hasard, qui sont marqués par une intentionnalité et des formats préétablis, marquant l'action d'une prévisibilité quasi certaine, évacuant le non-savoir. « *Élémentaire mon cher Watson* ».

Le récit scientifique ne maîtrise pas la totalité du réel. Le scientifique affronte continuellement le non-savoir et l'incertain et c'est pourquoi le doute méthodique est un procédé scientifique appliqué à toute recherche scientifique sur la pertinence ou non des vérités scientifiques elles-mêmes. Faire croire que la déontologie du chercheur scientifique n'est pas la remise en cause permanente des

---

[114] L. Boltanski, *Enigmes et complots. Une enquête à propos d'enquêtes*, Gallimard, 2012

vérités établies à partir des failles du savoir ou du non-savoir qui le constitue, c'est très mal connaître la nature de la recherche scientifique. On a vu récemment avec l'apparition d'un virus inconnu les scientifiques émettre dans les médias des hypothèses puis les infirmer pour en émettre d'autres. Cette démarche ordinaire, pour la recherche en laboratoire, déconcerte le public avide de certitude, angoissé devant le non-savoir, et pour lequel les savants savent absolument et gardent le secret pour mieux manipuler. Et cela d'autant plus que certains scientifiques, avides de notoriété, embarqués dans une hypertrophie du moi, sortent de leur rôle de scientifique pour jouer les gourous, en affirmant savoir absolument sans passer par les canons de la science.

Les théories du complot se déploient avec toute l'ambivalence du sujet cherchant à retrouver une totalité perdue, devenue impossible, interdite. Elles se déploient sur les limites du sujet, condamné à ne pouvoir que se représenter le monde, avec une difficulté à objectiver ses représentations. L'autorité de la science aura beau poser *une vérité* officielle, institutionnalisée, elle n'éliminera pas le non-savoir, ni le manque ni l'incomplétude, et elle le sait. Cela justifie grandement, le doute critique, et la possible remise en cause de ce qui s'énonce en vérité, y compris parmi les scientifiques. Karl Popper, philosophe des sciences, s'interroge sur ce qui différencie la science des pseudosciences. Il propose le critère de *réfutabilité*. Sa réflexion interroge la manière dont la science progresse. « Des conjectures sont tout d'abord formées : on devine, on essaie des solutions. Puis ces conjectures sont soumises à la critique, c'est-à-dire à des tentatives de réfutation : on les teste. Dès qu'une théorie est réfutée, un progrès a été accompli, qui nous rapproche de la vérité. Mais pourrons-nous jamais atteindre celle-ci ? » Une théorie n'est scientifique que si les principes qui la constituent conduisent à au moins une prédiction suffisamment précise pour pouvoir être testée par une expérience ou une mesure susceptible de la réfuter. « Pour les théories scientifiques, l'irréfutabilité n'est pas comme on l'imagine souvent vertu, mais défaut. »[115]

Encore faut-il ne pas installer la défiance sur tout ce qui est établi scientifiquement en proposant sur un mode paranoïaque une réalité alternative où tout s'explique, en éliminant le non-savoir, c'est-à-dire justement, la réfutabilité. Le complotiste singe le scientifique en installant un narratif fictionnel paranoïaque et non réfutable. Et dans l'ambivalence qui structure la relation à l'autre – amour/haine, désir/interdit, Éros /Thanatos – la haine trouvera toujours un vecteur pour se déployer dans la réécriture de l'histoire, dans le récit conspirationniste ou dans les théories du complot.

---

[115] K. Popper, *Conjectures et réfutations*, Payot, 2006

LE POIDS DE L'HISTOIRE ET LE RESSENTIMENT

Dans la célèbre tragédie de Shakespeare, *Roméo et Juliette*, les familles Capulet et Montaigu sont ennemies depuis très longtemps. Elles se vouent une haine farouche ; et si les raisons en ont été oubliées, la haine, elle, se transmet de générations en générations et devient une marque identitaire, la marque même d'une identité collective. Y déroger, ne pas respecter cette haine reçue en héritage, prend alors la valeur de la trahison. Or, Roméo Capulet et Juliette Montaigu s'aiment. Voilà bien une transgression impensable pour les deux familles ! Cette tragédie montre que le poids de l'histoire n'est pas sans conséquence sur notre relation au monde, à l'altérité, et à nous-même. Ce qui a eu lieu *avant-nous* laisse des traces mnésiques et affectives, dont nous héritons et qui orientent notre manière de donner du sens au présent, d'y faire face et de s'y déployer. Nous nous trouvons ainsi attaché à une origine spécifique, à un groupe culturel, familial, social, bref à une identité collective, à une mémoire, à une histoire, à un héritage. Et nous savons que l'héritage, notamment celui qui renvoie à une identité collective, a quelque chose à voir avec la dette. Nous sommes redevables envers ceux qui nous ont permis d'être là, présent au monde, avec tous les éléments pour y faire face : une langue spécifique, une culture particulière, une apparence caractéristique. Et lorsque l'histoire collective porte son lot de souffrances, de frustrations, d'humiliations, de discriminations, de persécutions, l'homme porte le poids de la souffrance passée de ses ancêtres et peut s'installer dans la *rumination victimaire* en désignant l'autre comme l'éternel bourreau, par pure fidélité à l'héritage, à ce qui a été. Le ressentiment alors fonctionne comme le cycle infernal de la répétition de la haine ; et celle-ci se nourrit de sa propre répétition, dont il devient impossible de se débarrasser. Ainsi en est-il pour les familles Capulet et Montaigu. Or la question de la fidélité à un héritage peut se poser autrement. Plutôt que de conserver l'héritage à l'identique il est possible d'en faire quelque chose pour sortir de la répétition de la haine. Et là, nulle trahison. Il s'agit juste de démasquer en soi celui qui s'aigrit en faisant de l'Autre *l'ennemi.* C'est partir du principe qu'il n'y a ni fatalité, ni essentialisation établie par le poids de l'histoire, qu'il ne s'agit pas de ressasser la frustration et la douleur, mais de s'en libérer par la création d'un présent différent qui n'efface pas le passé, mais s'ouvre à autre chose, à d'autres possibilités.

Pour sortir de l'enfermement dans le ressentiment, la philosophe et psychanalyste Cynthia Fleury, nous dit qu'il convient de retrouver cette « liberté d'une ouverture indescriptible » celle que le poète Rainer Maria Rilke appelle *l'Ouvert*, « l'espace pur dans lequel fleurissent les fleurs »[116] version poétique probablement de *l'espace potentiel* de Winnicott, espace du jeu, de la culture et de la création. Le préalable pour oser ouvrir *le champ des possibles* et sortir de l'engluement qui fige le sujet dans l'éternel retour de la haine de l'autre, c'est de reconnaître l'impasse du ressentiment obsessionnel qui ne peut trouver d'apaisement et qui se condamne à l'éternelle répétition de la haine de l'autre et de la haine de soi. La prise de conscience de l'impasse renvoie à celle de l'interdit, celui de la castration que la loi œdipienne révèle, selon la théorie freudienne, celle qui oblige le désir de toute-puissance à différer son but, à investir un autre objet, partiel,

[116] R.M. Rilke, Les élégies de Duino (8ème élégie), Gallimard, 1994

symbolique, qui fait office de leurre et qui permet de rêver d'une toute-puissance hypothétique (peut-être), non-immédiate (un jour), autrement (par un travail de création), ailleurs, dans un monde symbolique et imaginaire, qui permet à l'humain d'affronter le réel, le manque, l'incomplétude, le non-savoir, la non-maîtrise, le non-moi, l'incertitude, et d'assumer sa condition.

La difficulté du sujet à se défaire de cet inavouable désir de toute-puissance, traduit sa grande vulnérabilité face à un interdit qui charrie un trop plein de frustrations, d'injustices, d'incertitudes, d'humiliations, de non-reconnaissance. Le ressentiment se comprend comme le deuil impossible du but de la pulsion – la toute-puissance immédiate – comme un échec du déplacement de la pulsion vers un autre investissement. Il traduit l'impossibilité de dépasser la blessure narcissique et les frustrations qui découlent du désir-interdit d'être tout. Le sujet se pose alors en victime « si je ne suis pas tout, je ne suis rien et c'est à cause de l'autre ». Il ressasse le sentiment d'injustice. Il se sent humilié par les autres qui l'empêchent d'être tout. Dans ce conflit permanent intrapsychique entre désir et interdit, face à un désir trop impatient, l'interdit peut rendre insupportable le rapport à soi et le rapport à l'autre. Et pour peu que cet insupportable soit cajolé par les théories les plus flatteuses, les plus démagogiques, les plus manipulatrices, le ressentiment du sujet devient ressentiment collectif.

En utilisant les blessures de l'histoire, le poids de l'héritage identitaire, la dette qui en résulte, ces théories permettent au sujet d'échapper à la solitude du *Je* contre *Tous les autres* en le faisant passer du *Nous* contre *Eux*, du ressentiment individuel au ressentiment collectif. Échapper à la répétition de la haine et du ressentiment, c'est ouvrir l'espace des possibles où quelque chose pourrait se jouer autrement que dans le passé pour aborder le présent et c'est bien mettre au défi nos capacités de création. Dans la tragédie de Shakespeare, c'est l'amour qui tente cette ouverture contre la haine collective d'une famille contre une autre et sa répétition de génération en génération pour inscrire quelque chose d'autre dans le présent.

Le ressentiment dans l'histoire

L'historien Marc Ferro voit dans le ressentiment la part essentielle du ferment de la violence dans l'histoire des hommes : guerres de religion, révolutions, contre-révolutions, guerres nationales, guerres de libération, fascisme, racisme, ou autres. « Le ressentiment, nous dit-il, qu'il soit individuel ou collectif, naît d'une humiliation ou d'un traumatisme ».[117] L'humiliation est toujours une attaque contre l'identité, une blessure narcissique. Et qui mieux que Dostoïevski dans ses *Carnets du sous-sol* décrit la souffrance de l'homme du ressentiment individuel.[118] Réfugié depuis des années dans un sous-sol, un abri souterrain qui le protège de l'altérité qu'il exècre, un homme écrit dans ses carnets une longue complainte tourmentée et lancinante. C'est la logorrhée sans fin d'une rumination victimaire mortifère, le ressassement aliénant de celui qui ne peut échapper au cercle infernal dans lequel il s'enferme. L'homme du sous-sol s'en prend à la condition humaine, à la bêtise des hommes incapables de le « reconnaître », c'est-à-dire de lui donner une identité acceptable et de lui faire une place à sa juste valeur. Les autres, tous les autres, entravent son droit à la liberté. Il souffre de l'existence de l'autre, de celui qu'il méprise, dont il cherche absolument l'estime, et qui le méprise en retour. Il ressasse : « *C'est que je ne peux pas vivre sans exercer ma puissance et ma*

[117] M. Ferro, *Le ressentiment dans l'histoire, comprendre notre temps*, Odile Jacob, 2007

[118] F. Dostoïevski, *Les carnets du sous-sol*, traduction André Markowicz, Actes Sud, 1992

tyrannie sur quelqu'un ». Il parle de meurtre, de haine, de solitude ; il évoque l'humiliation éprouvée, le dégout qu'il s'inspire à lui-même. Voix qui ne parvient plus à rester refoulée, voix honteuse d'un homme en souffrance face à l'interdit œdipien, prisonnier de sa soif de reconnaissance, blessé par l'impérieuse nécessité du réel, incompris, humilié cherchant plus faible que lui, pour rendre l'humiliation reçue, s'inspirant à lui-même dégout, et rage de son propre dégout. Terré comme une souris hargneuse dans son trou, sous-sol ou souterrain, il se croit supérieur mais ne peut s'empêcher de jalouser les autres, ceux qui forment la communauté d'hommes forts dont il se sent exclu. « On m'avait bafoué, je voulais bafouer à mon tour ; on m'avait traité en chiffe molle, j'ai voulu à mon tour exercer mon empire… ». Ainsi Dostoïevski nous présente-t-il l'homme du ressentiment, l'homme qui rumine sa haine, l'homme de la violence, l'enfer de la méchanceté, l'homme qui ne parvient pas à assumer la condition de l'homme, interdit de toute-puissance. Le sous-sol où se terre le personnage de Dostoïevski représente la part obscure de l'inconscient des hommes, ce qui se cache, ce qui ne peut se dire au grand jour. L'anti-héros évoque un désir de toute-puissance entravé par l'interdit, se présente en victime et ressasse sa souffrance : « C'était un épouvantable tourment, une humiliation insupportable et continuelle, le tout provoqué par l'idée (…), que j'étais une mouche aux yeux de tout ce beau monde, une infecte, une obscène mouche, plus intelligente, plus cultivée, plus noble que les autres – ça, ça va de soi – mais une mouche qui cédait continuellement le pas à ces gens qui ne savent que m'humilier et m'offenser. »

La rumination victimaire de l'homme du souterrain est une longue plainte contre la condition humaine, qui l'oblige à composer avec les autres. Il ne parvient pas à renoncer à cette toute-puissance qui n'est plus. Il ressasse le malheur d'un paradis perdu, à jamais inaccessible. Ce renoncement obligé est une blessure narcissique indépassable, une humiliation insupportable, une souffrance immense. La rumination victimaire se conjugue avec l'amertume, le ressentiment, le sentiment d'injustice, la haine de l'altérité, mais aussi, la haine de soi. S'exprime surtout la haine de l'Homme. Les autres le dégoutent mais il se dégoûte également lui-même, puisqu'il est obligé de composer avec les autres. Ce qui devient impossible, c'est la sublimation. La souffrance est telle qu'il ne peut entamer le travail de deuil pour passer à autre chose, pour accepter le déplacement pour détourner la pulsion de son but initial, accepter le détour par l'objet symbolique, partiel et ouvrir le champ des possibles dans *l'espace potentiel*. En découle un langage diabolique, qui n'est plus au service de la sublimation mais au service d'une dé-symbolisation, pour éviter le détour par l'objet leurre, pour retrouver directement, immédiatement le but interdit de la pulsion.

L'homme du souterrain prétend parler « vrai » sans aucune concession à la « bien-pensance ». Pour lui, un langage qui n'exprime pas la pulsion est un langage inauthentique. Accepter le leurre serait pure hypocrisie. La rumination victimaire s'exprime dans un langage qui a perdu sa puissance de symbolisation, qui se confond avec la seule pulsion incontrôlée : dévorer l'interdit, en dégustant le fruit de l'arbre de la connaissance pour prendre la place de Dieu, comme le suggère le serpent, dans la Genèse. Devenir tout-puissant, mettre fin au manque, à l'incomplétude, au non-savoir, à la non-maîtrise, au non-moi, à l'incertain : être *tout*, *tout de suite*, *tout le temps*. On sait que, ce langage diabolique, pulsionnel, où s'exprime la haine de l'autre se déploie de nos jours sur les réseaux sociaux, d'autant plus facilement que l'anonymat est généralement la règle, que l'autre prend une dimension abstraite et lointaine, que son visage, dirait Levinas, n'est plus là pour rappeler l'éthique.

L'historien Marc Ferro montre que l'homme du ressentiment se nourrit également des blessures et des humiliations de l'histoire : « le ressentiment n'est pas l'apanage de ceux qu'à l'origine nous avions identifiés comme des victimes : esclaves, classes opprimées, peuples vaincus, etc. L'enquête découvre que simultanément ou en alternance, le ressentiment peut frapper non pas une seule des parties en cause, mais les deux. Ainsi, les persécutés peuvent devenir les persécuteurs. Dès les débuts du christianisme, l'Église persécutée, une fois que l'État l'institue, devient-elle persécutrice contre les hérétiques » [119] Et Marc Ferro s'interroge : « Cela signifie-t-il que le ressentiment ne prend jamais fin ? Qu'on ne peut jamais s'en désassujettir ? ». La réponse de l'historien est assez pessimiste. « Les désillusions qui ont pris la relève des grandes espérances soulevées par l'idée de progrès, dont les promesses n'ont pas été tenues, ainsi que le resserrement des carcans qu'imposent les développements de la mondialisation, ne peuvent que multiplier les foyers de ressentiments… Les lendemains ne chanteront pas »[120] D'autant que le ressentiment peut s'insinuer dans des narratifs imaginaires et paranoïaques, où *l'autre* est défini comme le responsable des frustrations, des blessures, des humiliations que génère la seule confrontation à l'impérieuse nécessité du réel : l'interdit de la toute-puissance, le manque, le non-savoir, la non-maîtrise, le non-moi, l'incomplétude. Ainsi, explique Marc Ferro, pour Goebbels, *le juif* représente *l'autre,* « celui qui l'empêche d'être reconnu à sa juste valeur ». Il élabore son ressentiment après une double humiliation : le rejet de sa demande de poste de rédacteur au journal *Berliner*

[119] M. Ferro, *Opus cité*, p.200
[120] M. Ferro, Opus cité, p.204

Tageblatt, dirigé par un juif – on lui renvoya ses articles – et un manuscrit refusé par l'éditeur Ullstein, juif, également. Il trouve alors dans le fantasme du complot juif international, revivifié par la traduction allemande des *Protocoles des Sages de Sion,* le vecteur de son ressentiment et l'explication de ces refus.

Goebbels passe du ressentiment individuel au ressentiment collectif, du *Je* au *Nous*. Et, dans l'histoire, le passage du *Je* au *Nous* fait sortir le sujet de la solitude du ressentiment et de son sous-sol, en lui donnant toute la force d'entrainement dont il a besoin pour passer à l'acte au grand jour, sans souci de la responsabilité individuelle, avec l'âme du justicier. Le collectif détruit la honte du désir-interdit et ravive la fièvre jubilatoire de la transgression car « s'exprime enfin au grand jour ce que chacun pense tout-bas », y compris la justification de l'inhumain dans l'humain, le retour de la barbarie, la destruction de l'Homme par l'Homme. Sous couvert de l'authenticité du parler vrai se déploie une parole agressive, hostile, hargneuse, haineuse, qui pousse à une vengeance meurtrière. Les valeurs se trouvent inversées : les victimes de l'injustice réelle ou fantasmée, se retrouvent en droit d'exprimer légitimement dans le réel la haine de l'autre, devenu *Eux,* dans le confort d'un *Nous* collectif et décomplexé. La langue alors vient habiller le pire du sujet derrière ce qui passe pour sincérité, authenticité et pureté de l'intention, afin de rendre acceptable l'inacceptable. Toutes les idéologies de la haine se parent d'authenticité, de vérité, d'absolu, de pureté, pour détrôner le symbolique de son rôle de contenant pulsionnel.

Sortir du ressentiment

La philosophe et psychanalyste Cynthia Fleury,[121] dénonce les pièges individuels et collectifs des ruminations victimaires, ce faux confort qui jette toute la responsabilité de ses propres frustrations, échecs, et humiliations sur l'autre, sur tous les autres, et qui nous expose à passer notre vie dans le cercle vicieux du ressentiment aliénant de l'homme du souterrain, avec le risque à venir de la barbarie et de la folie collective. Il n'y a pas de médication pour en sortir, dit-elle, mais il y a des ressources : « le sujet peut ». Elle évoque l'importance de la sublimation, de cette capacité à résister à la frustration lorsque le désir se heurte à la butée d'un interdit. Par « un mouvement latéral dans l'espace et le temps » le désir peut se détourner de son but et investir un autre objet. Là où il est impossible de jouir, le sujet a cette capacité d'investir autre chose, qui permet une satisfaction à un autre temps, à un autre endroit, autrement. « C'est un mouvement mais c'est aussi une création au sens où on fait surgir un pan de symbolisation qui n'est pas nécessairement là et qui va varier selon la singularité des sujets et des situations ».

Encore faut-il, pour accepter ce déplacement, reconnaître et accepter la butée sur laquelle vient se fracasser le désir, celle de l'impossible ou de l'interdit, et éprouver l'autre jouissance, celle du jeu de la création symbolique et imaginaire. La rumination victimaire de l'homme du ressentiment est celle d'une jouissance sublimatoire impossible tellement la butée de l'interdit qui oblige le désir à se détourner vers un ailleurs, a été vécu comme une humiliation douloureuse et comme une injustice incommensurable. Prisonnier de l'humiliation initiale, l'homme du ressentiment ne peut éprouver cette

[121] C. Fleury, *Ci-git l'amer, guérir du ressentiment*, Gallimard, 2020

autre jouissance, celle du jeu du symbolique et de l'imaginaire. Il ne peut rien investir d'autre qu'un retour à l'état d'avant la butée de l'interdit ou de la loi. Et cela le condamne à éprouver continuellement les frustrations, celles de l'attente du retour de quelque chose qui ne vient pas et ne peut pas revenir. Cela le condamne également à réactiver en permanence la douloureuse blessure narcissique de l'impossibilité d'être tout. C'est en acceptant la coupure, au sens de la castration œdipienne, que l'on peut entamer le deuil de ce qui est impossible et le déplacement de l'investissement du désir. L'investissement libidinal sur un mauvais objet, impossible, interdit, ne peut amener que frustrations, et souffrance en empêchant le déplacement vers un objet symboligène, créatif qui permet une stance, une respiration, une ouverture vers un espace de création.

L'homme du ressentiment, *l'homme du sous-terrain,* peut trouver l'écho de sa rumination dans les idéologies de la haine, dans les thèses conspirationnistes, dans les théories et les discours faussement politiques, pervertis, au sens où ceux-ci viennent flatter les pulsions victimaires au lieu de les contenir, au sens où ces discours pervertis viennent reléguer l'interdit, derrière le désir, l'empêchant de jouer son rôle de limite, sans laquelle il n'est point d'humain. De tels discours lui permettent alors de gonfler, de sortir au grand jour, de se fondre dans le collectif, et d'utiliser ce langage diabolique, puisque détourné de sa fonction symbolique, devenu simple vecteur du débordement pulsionnel, au lieu de lui servir de contenant aux pulsions. Face à de tels discours, où la raison est congédiée, disqualifiée par la pulsion, l'opposition verbale, directe, rationnelle, ne suffit pas à convaincre. Elle est pourtant absolument nécessaire pour toucher les indécis et tenter d'enrayer la contagion. « Il y a une obligation à dénoncer les débordements pulsionnels qui s'habillent en discours politique pour investir le vrai politique, dont la fonction est de contenir les mouvements pulsionnels » suggère Cynthia Fleury, avant d'ajouter : « il y a un double impératif catégorique du côté des institutions démocratiques qui doivent tout faire pour produire toutes les forces de sublimation pulsionnelle, l'éducation, le soin, la culture, mais il y a aussi un impératif catégorique du sujet, qui est de résister à sa propre tentation du ressentiment... »

La langue, un objet partagé pour médiatiser le réel

Avec l'altérité, le sujet se heurte à la Loi dont le but est d'éviter la guerre de tous contre tous, en prohibant le désir de toute-puissance de chacun. Le réel est alors médiatisé par *la langue*, système de représentation symbolique, suite de sons, de mots dotés de sens, liés les uns aux autres de manière linéaire, articulés en phrases, structurées selon des règles rationnelles, pour établir la relation du sujet à l'existant. La langue, parlée ou écrite, *le logos*, permet à l'humain d'exercer ses capacités langagières. Le sujet exprime ainsi sa pensée, communique avec les autres. Il entre en relation avec lui-même, avec ses semblables, avec l'existant, par le langage.

La langue se définit alors comme un *objet culturel partagé*, reçu en héritage pour éviter le contact direct et immédiat avec le réel, ou l'impossible monde de la totalité. D'après Pierre-Christophe Cathelineau (2009), le réel se définit comme « ce que l'intervention du symbolique pour un sujet expulse de la réalité ». Le sujet se représente le réel, par le biais du symbole, à l'aide de l'imaginaire. Ainsi le *réel* au sens lacanien, ne se définit que par rapport à *l'imaginaire* et au *symbolique* formant un entrelac de trois cercles, trois ordres, solidaires, liés entre eux par un nœud borroméen, le détachement de l'un libérant les deux autres.

Le réel ne peut être complètement symbolisé par le langage ou l'écriture. Il s'oppose ainsi à la réalité, que la philosophie désigne comme représentation du monde extérieur, mise en ordre par le langage. Quelque chose échappe, à toute représentation de la réalité et demeure un objet d'angoisse.

Les représentations de mots et les représentations-affects

La langue est un code commun partagé pour entrer en relation avec l'autre. Elle est bien liée à l'altérité et à la Loi. Elle porte la marque de l'incomplétude et du manque. Les différents sens évoqués par le même signe sont connus, répertoriés, partagés par tous, pour donner signification au discours. A chaque signifié correspond le signifiant qui permet d'évoquer, par le pouvoir de l'imaginaire, le même objet absent désigné par le symbole. Au *signifié* répond une représentation de mot, un *signifiant*, le sens donné au mot dans le dictionnaire, auquel s'ajoute ce que Freud appelle *la représentation de chose*, la trace mnésique laissé dans le psychisme du sujet par l'objet absent, toujours associé à la charge émotionnelle et affective éprouvée à l'évocation de l'objet ou de la situation. *La représentation-affect,* modèle l'imaginaire du sujet, et contribue à donner un sens singulier, subjectif, au signifié collectif. En associant un signifiant à un ou plusieurs signifiés, selon le code commun, le sujet radicalement singulier élabore le sens avec ses représentations-affects, subjectivement.

Pour faire société l'Homme élabore un code commun, la langue, qui médiatise l'impossible réel et interdit la totalité, pour élaborer une réalité qui devient le lieu d'expression des représentations-affects et des subjectivités. Pour le sujet, la langue a le pouvoir de *représenter* le réel en élaborant quelque chose de la réalité qu'il cherche à objectiver mais qui ne supprime pas la subjectivité. Elle permet au sujet de donner du sens à cette réalité, *d'orienter* sa relation à elle, d'organiser ses systèmes de défense, d'ajuster ses compromis de vie, de se situer entre désir et interdit.

Si la diversité des cultures et des langues permet d'identifier les sujets en les rattachant à une communauté linguistique et culturelle, à un imaginaire collectif, à une relation collective particulière avec l'existant, elle n'efface pas la singularité des sujets qui la composent et qui élaborent à partir du sens partagé, un sens qui leur est propre. La langue est le moyen de mettre de l'ordre dans le chaos intérieur et extérieur, de donner du sens, de penser, de faire face avec les autres à l'énigme qui renvoie aux limites de la condition humaine.

Représenter, recréer

En tant que système de représentation symbolique, la langue est une reconstitution de l'existant, une recréation du réel. Les symboles sont des signifiés, arbitraires, reliés chacun à un ou plusieurs signifiants, mettant en jeu l'imaginaire et les affects. Le signifié est un symbole. *Le mot, emprunté au grec* σύμβολον / súmbolon, évoque un objet coupé en deux, dont les parties, réunies à la suite d'une quête, permettent aux détenteurs de se reconnaître. Il en est ainsi du signifié et du signifiant. L'étymologie du mot *symbole* renvoie ainsi à la possibilité de *rassembler*. Le signifié est un signe arbitraire, qu'il faut relier à un signifiant pour pouvoir rendre présent l'objet absent grâce au travail de l'imaginaire. Les signifiés sont structurés de manière linéaire selon les règles de la raison. Tel est le code de la langue, de la parole, du *logos*. La langue recrée le monde. Elle le représente. La reconnaissance de l'altérité et l'interdit de la totalité la fondent et sa fonction est de rassembler les sujets autour d'une appréhension commune du réel, qui échappe toujours, et qui implique le sujet dans une double réalité : la réalité objective et la réalité subjective. La première et commune à tous, la seconde et celle du sujet.

L'objet culturel commun : une enveloppe contenante

Tous les traits culturels, spirituels, matériels, intellectuels, affectifs d'une communauté se reflètent dans la langue. Pour le sujet, la langue et son usage, le langage, constitue une *enveloppe contenante, protectrice, filtrante, médiate*. Il empêche le contact direct avec *le réel*, impossible et interdit, pour éviter toute confusion, reconnaît la séparation et la différence entre les sujets pour permettre la relation d'altérité. Elle s'élabore en espace frontière, elle gère les passages d'un monde à l'autre, de soi à soi, de soi à l'autre, de soi au monde. C'est un espace intermédiaire, médiat, entre le sujet et le réel. Le champ pulsionnel s'y trouve transposé. La langue contient les pulsions, le sujet y transpose dans le champ symbolique et imaginaire les conflits inter et extra psychiques qui résultent du rapport à l'altérité et à la Loi. La langue est le fruit de ce que Freud appelle *la castration*, la coupure avec le réel, avec la totalité impossible, et *la sublimation*, le déplacement du réel ou de la totalité dans un autre espace symbolique et imaginaire. Y règne toujours l'ambivalence. S'y retrouvent les dualités amour/haine, désir/interdit, et dans la pulsion, Éros et Thanatos. Le langage contient les pulsions, au sens où le sujet a la possibilité de différer, d'élaborer, de rencontrer, d'apprendre, de découvrir. Toutefois cette enveloppe est elle-même soumise aux forces centripète et centrifuge, venues de l'intérieur et de l'extérieur, visant à la détruire : Éros et Thanatos en action. La langue enrobe le sujet et médiatise sa relation. La relation n'est plus immédiate, directe, évidente, sans question, elle est médiatisée par une enveloppe qui joue le rôle de filtre et de protection. L'objet culturel laisse intacte le manque et l'incomplétude, la totalité interdite et le désir de totalité ne laissent jamais tranquille.

L'espace potentiel, le champ des possibles

Chaque langue est liée à l'histoire, aux croyances, à la géographie, à la vie matérielle de la communauté linguistique qui la parle. Elle donne au sujet un cadre, un contenant pour penser, pour se penser, pour aborder l'altérité, pour agir. C'est un objet tiers, culturel, que l'Homme se donne à lui-même et dont il hérite, pour mettre de l'ordre dans le chaos de ses pensées, pour communiquer avec les autres, pour donner du sens à sa relation, pour tenter d'élucider l'énigme. Elle ouvre, à côté de l'existant, un champ d'expérimentations pour faire face au réel impossible, à la totalité interdite. Le symbole, le signifié, n'est jamais l'objet. Il n'en est qu'une représentation arbitraire, articulée avec un ou plusieurs signifiants. Rendre présent l'objet absent, tel est l'enjeu. On pense à la célèbre toile du peintre Magritte représentant l'objet *pipe,* intitulée pourtant « *ceci n'est pas une pipe* ». Le peintre joue alors sur les deux « tableaux » en soulignant d'une part, que la représentation de l'objet n'est pas l'objet, et d'autre part que le mot lui-même est polysémique et peut évoquer des sens différents. Il y a du « jeu » entre le signifié et les signifiants, en fonction du contexte, de l'imaginaire et des affects du sujet. Demeure toujours la part d'impossible, de réel, d'interdit. L'énigme de l'altérité, de la Loi, de l'interdit, du réel, se trouve ainsi consacrée dans la langue qui constitue, pour reprendre la formule de Winnicott, un *espace transitionnel* ou un *espace potentiel*, espace du rêve, du jeu, de l'expérimentation et de la culture, pour faire face à l'absence, à la perte de la totalité, au réel impossible. Dans cet espace ouvert par l'objet tiers linguistique se joue toujours pour le sujet un double travail psychique : celui du deuil de la totalité et celui du rêve de cette même totalité.

La parole et langage

L'activité langagière, la parole, l'écrit, traduisent l'usage subjectif de la langue. Chaque sujet utilise et s'approprie la langue avec son imaginaire et ses affects. C'est dire ou redire que l'usage de la langue traduit l'expression des différences subjectives. Nous héritons d'une même langue mais celle-ci n'efface pas les différences, elle les contient à travers notre parole et nos écrits. L'outil est commun mais nous avons notre propre langage, notre style, notre manière de dire. Dans toutes les langues du monde, le langage parlé et écrit, traduit et oriente la relation du sujet singulier à l'existant. La manière dont nous parlons, dont nous écrivons, nous identifie comme sujet singulier. La langue véhicule l'imaginaire et les affects d'une communauté, mais l'activité langagière est la manière dont les sujets singuliers s'approprient cet outil collectif en l'investissant de leur imaginaire et de leurs représentations-affects propres. Nous sommes tous confrontés au réel impossible. Notre représentation du réel par le truchement du langage est une réalité recréée qui se veut objective, indépendante du sujet, mais quelque chose lui échappe et nul ne peut faire abstraction d'une réalité subjective. S'y côtoient le manque, l'incomplétude, le doute, l'incertain, la différence des regards, mais également le non-savoir et le désir de savoir, la non-maîtrise et le désir de maîtrise, l'étrangeté de l'autre, semblable et différent, le désir de le rendre moins étrange ou bien de l'effacer. Le sujet se heurte à l'écart entre la réalité objective qu'il peine à élaborer, sur laquelle tout le monde s'accorde, et sa réalité subjective, qui le confronte aux réalités subjectives, énigmatiques et contradictoires, des semblables.

Le consensus et la discorde

Le logos, la rationalité, la parole, le langage, cherchent à élaborer une réalité objective qui fasse consensus. Le dialogue devrait permettre de faire société, d'ériger des normes, de se comprendre et de faire émerger la vérité en cherchant le consensus. Sans le langage, sans un accord minimum pour utiliser le code commun, sans le logos, il ne pourrait y avoir ni État, ni société, ni contrat, ni paix. Le consensus ne peut passer que par l'usage du langage. Mais ce n'est pas si simple. Le langage peut aussi induire en erreur. Il y a des abus de langage. Le philosophe anglais Thomas Hobbes met en garde contre quatre formes d'abus de langage : le flottement dans la signification des mots, l'emploi d'expressions métaphoriques, la volonté de tromper, et la volonté de blesser[122] Non seulement le langage, par sa nature même, comporte des confusions entre les signifiants, ouvrant des espaces d'erreur d'interprétation de la parole produite, mais les enjeux narcissiques, les émotions, les affects viennent troubler le pouvoir consensuel du langage. Reflet du psychisme du sujet, le langage qui vise le lien social est aussi un outil politique. « Le langage est imparfait. Il est facile d'en détourner l'usage comme le faisaient les sophistes, non pour rechercher la vérité ou faire progresser le savoir en tablant sur des valeurs et des méthodes partagées, mais plutôt pour tromper et tirer son épingle du jeu »[123] Il peut devenir un outil de manipulation.

---

[122] T.Hobbes, (1651), Léviathan ou Matière, forme et puissance de l'Etat chrétien civil, Gallimard, 2000, chap.IV

[123] C. Enjalbert, *La parole est à vous*, in Philosophie magazine, n° 170, p. 41

Le réel impossible, installe l'énigme au cœur du langage où se retrouve l'ambivalence du sujet, avec ses pulsions. Pour la psychanalyse le langage est le lieu des conflits psychiques. C'est un champ de bataille où lutte des forces opposées. Les effets de l'inconscient se retrouvent dans les mécanismes du langage avec les dénotations, connotations, métonymies, ou métaphores dont les productions gouvernent les péripéties du comportement humain. Les quiproquos et les malentendus deviennent une source de conflits entre les personnes, parce que, sans le savoir, on ne parle pas de la même chose, et que s'éprouve en même temps le sentiment d'une méprise identitaire, d'être pris pour ce que l'on n'est pas. En découle un sentiment de révolte insoutenable renforcé par une incapacité à démontrer sa propre vérité. Le langage porte les enjeux narcissiques du sujet, la quête d'identité et la quête d'amour. Il est la voie privilégiée pour accéder à la révélation de l'activité psychique du sujet et des processus inconscients qui y président.

Il n'y a pas de langage sans malentendus, sans quiproquos, et c'est pourquoi l'incertitude et le doute habitent le langage, comme l'habitent le secret, le manque et l'incomplétude. Non seulement le langage peut dire le vrai et le faux, mais il ne peut pas tout dire, puisque l'impossible totalité est au fondement de celui-ci. Il s'agit donc de faire des choix et d'accepter la perte de ce qui échappe à la représentation symbolique. Mais cette perte, comme le négatif, travaille le sujet. Il y a, malgré le code commun, une subjectivité du sens, en fonction du contexte, de l'histoire vécue, de la situation du sujet, de ses propres références, de ses propres affects. Avec le langage nous tentons d'élaborer la vision d'une réalité partagée, mais cette vision ne peut parvenir à exclure la subjectivité, la diversité du sens et des interprétations. Nous nous mettons d'accord pour donner signification aux signifiés, mais il y a du jeu et le langage, quelle que soit la langue, ne peut traduire qu'une interprétation subjective du réel, chargée de l'imaginaire et des affects singuliers des sujets. « Pour éviter les malentendus, il s'agit donc d'être méfiant et de ne pas prendre le pouvoir pacificateur de la parole pour argent comptant. Il convient de mesurer tout ce qui relève de la nature et des dispositions de celui qui parle. Ce que l'un appelle justice, l'autre l'appelle cruauté, etc. »[124]

Maxime Rovere s'est intéressé aux mécanismes de la dispute chez ceux qui s'aiment. Comment la dispute surgit de manière inattendue, dans le dialogue entre deux personnes qui se veulent du bien, et qui pourtant se font du mal. Les enjeux narcissiques sont tels que lorsque ces mécanismes se mettent en place, les sujets ne peuvent plus rétropédaler, quelque chose se joue sans intentions maîtrisées, sans intentions pleinement conscientes.[125] La médiation du réel par le code commun, déplace mais laisse intact les enjeux narcissiques. Se retrouvent dans la langue et contenus par elle, toutes les ambivalences du sujet, tous les conflits psychiques : Éros et Thanatos, interdit et désir, amour et haine, etc.

De plus, si la langue n'est pas le réel, si le sujet ne peut avoir de la réalité qu'une approche subjective, pétrie d'affects, de champ pulsionnel, de désir, et si l'objectivation de la réalité, grâce au travail méthodologique de la science, échoue à neutraliser la subjectivité, le rapport entre la vérité et le langage se pose légitimement. Pour Nietzsche,[126] la vérité ne peut échapper au travestissement des artifices du langage : « illusion, flagornerie, mensonge et tromperie, commérage, parade,

---

[124] A. Marguier, *Cause toujours,* in Philosophie magazine, n° 170, juin 2023

[125] M. Rovere, *Se vouloir du bien et se faire du mal,* Flammarion, 2022

[126] F. Nietzsche, (1873) Vérité et mensonge au sens extra-moral, Folio, 2009

masques, convention hypocrite, comédie donnée aux autres et à soi-même ». Ce que le langage nomme vérité explique le philosophe, n'est autre qu'une convention sur laquelle l'Homme s'accorde avec ses semblables pour éviter la guerre de tous contre tous et vivre un peu plus apaisé dans le troupeau. « Presque rien n'est plus inconcevable que l'avènement d'un honnête et pur instinct de vérité parmi les hommes ». Le langage prétendument rationnel repose sur l'arbitraire et la confusion et nous prenons la convention pour une vérité de fait. Grâce à un tour de passe-passe rhétorique, « les vérités sont des illusions dont on a oublié qu'elles le sont », ajoute-t-il. Cette approche de Friedrich Nietzsche met en lumière les limites du langage. Ce qui fonde le langage – l'altérité, le manque, l'énigme, le réel impossible, la Loi – transpose ici le champ de bataille inter et extra psychique du sujet. S'y retrouvent le couple désir/interdit, et l'ambivalence entre l'illusion, ou la réalité subjective, et la réalité objective, indifférente au désir du sujet.

L'interdit et le désir : la force du Verbe dans la Genèse

Le chapitre 1 de l'évangile selon Saint-Jean est introduit par cette phrase : « *Au commencement était le Verbe, et le Verbe était en Dieu et le Verbe était Dieu.* » Le Verbe a le pouvoir de créer le monde. De *créer un autre monde*, surtout. Car nommer c'est faire exister. C'est extraire quelque chose du chaos et de l'indifférenciation. Dans le récit biblique de la Genèse, Élohim crée le monde en sept jours par la magie du Verbe. Au jardin d'Eden, le premier homme, Adam, découvre l'altérité quand Élohim s'adresse à lui. La parole lui révèle à la fois la présence de l'autre, l'interdit, et ses capacités langagières. Élohim lui adresse est un interdit.

« De tout arbre du jardin, tu mangeras, tu mangeras, mais de l'arbre de la connaissance du bien et du mal, tu ne mangeras pas, oui, du jour où tu en mangeras, tu mourras, tu mourras »

De sa parole, Élohim édicte la Loi. Il définit la place d'Adam en Eden. Cette première parole achève la création du premier Homme en lui assignant une identité humaine. Être Homme, c'est ne pas avoir accès au secret d'Élohim. C'est être autre. C'est ne pas être Tout. Les limites à ne pas franchir sous peine de mort, sont clairement proclamées. Soudain dans le jardin, les autres êtres vivants, aussi parlent. Le serpent expose à Eve le désir de l'Homme : mettre en cause l'interdit pour le transgresser :

« Non, vous ne mourrez pas, vous ne mourrez pas, car Élohim sait que du jour où vous en mangerez, vos yeux se dessilleront et vous serez comme Élohim, connaissant le bien et le mal »

La découverte simultanée de l'altérité, du langage, de l'interdit, du désir, du doute, du manque, du secret, provoquée par la parole d'Élohim, plonge le premier homme dans un monde jusque-là insoupçonné. Au temps de l'innocence, la parole n'existe pas. Adam a le sentiment d'être tout. Il n'y a ni manque, ni doute, ni question. Juste une confusion délicieuse, un contact direct immédiat, entre le monde et lui. Sans la parole qui annonce à la fois la présence d'un *autre parlant* et la Loi, rien n'aurait permis au premier homme de distinguer l'arbre de la connaissance des autres arbres du jardin. Ainsi désigné, nommé, sorti de l'indifférenciation, l'arbre en question prend soudain de l'importance. Il devient impossible de l'ignorer. Adam ne voit plus que lui. Au manque de ce dont il est privé, le sujet répond par le désir de retrouver l'état d'avant et de combler la béance. En découle un regard nouveau sur tout ce qui l'entoure. L'évidence s'effrite, l'interdit instille le doute sur l'apparence, pointe le risque de l'illusion, provoque une intranquillité. Il manque à l'homme une connaissance, une saveur, un savoir. Adam devient un sujet investigateur, soupçonneux. Il dénonce une injustice. On le prive de quelque chose d'important. Il entre en rivalité avec l'énonciateur de l'interdit. La loi pourrait être édictée uniquement pour permettre à celui qui l'énonce de conserver pour lui seul le privilège de ces fruits défendus.

Cet épisode met en scène la dualité désir/interdit, l'ambivalence du sujet, de son rapport à la Loi et à l'altérité. Être Homme c'est accepter de ne pas tout savoir, de ne pas être Tout, de laisser une place à l'autre, reconnaître l'interdit et s'y soumettre. Mais en même temps le désir s'énonce : désobéir, retrouver la totalité, prendre le risque de la transgression. On sait ce que va entraîner la transgression : la culpabilité, la castration, la coupure définitive avec l'Eden, la sublimation, l'expulsion dans un autre monde, celui qui fixe les limites de l'humaine condition, celui tout entier contenu dans le langage. Élohim montre le pouvoir de la parole pour sortir de la confusion, faire émerger l'altérité et réunir les êtres autour d'un code commun, le serpent incite à la confusion « être tout » pour exclure l'altérité. Le langage porte en lui ces deux dimensions contradictoires : *symbolique* – séparer pour rassembler – et *diabolique* – confondre pour exclure.

Le langage diabolique ou la manipulation du désir

Par le processus de sublimation, le champ pulsionnel du sujet est transposé dans le champ symbolique, la langue, le langage. Le sujet y retrouve les dualités inséparables, antagonistes et conflictuelles qui l'agitent : Éros et Thanatos, interdit et désir, amour et haine. Les enjeux narcissiques demeurent. La double quête d'identité et d'amour est présente. Le déplacement du champ pulsionnel dans le symbolique, *l'objet culturel commun* a pour fonction de contenir les pulsions en les détournant de leur but initial. Il ne s'agit plus de *retrouver la toute-puissance dans le réel.* Avec le langage le sujet continue la même recherche de toute-puissance, à cette différence près qu'il la recherche en dehors du réel par le biais d'un objet symbolique, langagier et culturel, qui exclut la totalité, et laisse toute sa part à l'altérité. Le réel est impossible, la toute-puissance interdite, et la pulsion détournée dans le langage permet au sujet d'effectuer un double travail : celui du rêve et celui du deuil. Le désir de tout savoir ou de tout maîtriser devient désir de savoir davantage, de maîtriser un peu plus – c'est le rêve – en acceptant de ne pas tout savoir ni de tout maîtriser – c'est le deuil. Mais le dilemme du sujet face à la dualité désir / interdit demeure. Trop se soumettre à l'interdit c'est risquer la détumescence et l'atonie du désir, trop se soumettre au désir c'est sortir du symbolique pour tenter de retrouver la toute-puissance dans le réel et perdre son humanité. Il y a pour le sujet deux dangers : la soumission absolue à l'interdit – *trop obéir* – et la soumission absolue au désir – *trop désobéir.* Refoulé dans l'inconscient, le désir de toute-puissance, détourné, travaille le sujet dans le champ symbolique. L'ambivalence du sujet porté par le désir et l'interdit, place le langage lui-même dans une ambivalence, le symbolique et le diabolique.

Le langage symbolique est celui qui permet au sujet de trouver l'équilibre entre le désir et l'interdit. Il reconnaît l'altérité, la singularité des sujets, la différence entre les uns et les autres, pour pouvoir les réunir autour du code commun, permettre l'échange et la rencontre. Il ne supprime pas les enjeux narcissiques, ni les rivalités, ni les jalousies, ni la concurrence, liés à la quête identitaire et à la quête d'amour, et à cette toute-puissance rêvée en secret. Le langage symbolique permet d'accepter un travail d'objectivation pour *approcher* une réalité objective, commune à tous, sans pour autant se défaire d'une réalité subjective, propre à chacun. Il laisse intact le désir puisque le manque et l'incomplétude demeure. Le langage a un rôle social et politique. Il organise le rapport entre les sujets en leur permettant de se représenter le monde, de l'interpréter, de le recréer, et d'orienter la manière d'y faire face en se confrontant à l'énigme et en évitant la guerre de tous contre tous. Mais le sujet face à autrui demeure vulnérable, travaillé par l'inconscient, soumis aux conflits inter et extra psychiques. Et nul n'est à l'abri d'un retour du refoulé. Le langage n'efface pas la vulnérabilité du sujet, l'équilibre désir/interdit, symbolique/diabolique est instable. Affleure toujours Pólemos (Πόλεμος) dont Héraclite disait qu'il était « à la fois le roi et le père de tous, avec la capacité de tout faire exister et d'anéantir ». Telle est le pouvoir de la parole, créer le monde et l'anéantir.

Le langage diabolique est celui qui attaque l'interdit et souffle sur les braises du désir pour faire sortir le sujet du champ symbolique en incitant au passage à l'acte. Ce langage victimise le sujet, lui fait comprendre que les limites auxquelles il se heurte sont injustes, arbitraires, qu'il peut et qu'il a le droit d'être Tout, et qu'il y a moyen de retrouver la confusion initiale en excluant l'altérité. C'est le langage du serpent, dans la Genèse.

Goethe nous raconte l'histoire du docteur Faust, admiré par le peuple pour sa sagesse, épris de connaissance profonde, vivante, transcendante, mais savant désespéré par des recherches dont il ne perçoit que trop les limites. Faust se décourage. Tout ce qu'il sait ne sert à rien, puisqu'il ne sait pas tout, puisqu'il ne maîtrise pas tout, puisqu'il ne peut être tout ! Il est condamné à beaucoup de travail sans jamais pouvoir résoudre l'énigme. La quête est sans fin. Le but recule comme la ligne d'horizon lorsqu'il s'en approche. Il se plaint, il se lamente. Méphistophélès apparaît. Il se présente ainsi : « je suis une partie de cette force qui veut toujours le mal et produit pourtant le bien ». Témoin de son désespoir, il lui propose un pacte pour accéder au *savoir / pouvoir absolu* qui lui permettra d'être Tout, sans aucun effort. Il lui suffit de vendre son âme au diable. [127]

Extrait :
MÉPHISTOPHÉLÈS : Je veux ici m'attacher à ton service, obéir sans fin ni cesse à ton moindre signe ; mais, quand nous nous reverrons là-dessous, tu devras me rendre la pareille.
FAUST : Le dessous ne m'inquiète guère ; mets d'abord en pièces ce monde-ci, et l'autre peut arriver ensuite. Mes plaisirs jaillissent de cette terre, et ce soleil éclaire mes peines ; que je m'affranchisse une fois de ces dernières, arrive après ce que pourra. Je n'en veux point apprendre davantage. Peu m'importe que, dans l'avenir, on aime ou haïsse, et que ces sphères aient aussi un dessus et un dessous.
MÉPHISTOPHÉLÈS : Dans un tel esprit tu peux te hasarder : engage-toi ; tu verras ces jours-ci tout ce que mon art peut procurer de plaisir ; je te donnerai ce qu'aucun homme n'a pu même encore entrevoir.

Tel est le langage diabolique. Il s'appuie sur la vulnérabilité du sujet confronté aux limites de sa condition et fait miroiter le retour de la toute-puissance et la sortie du monde symbolique. Mais le pacte est conditionné à la perte de l'humanité, puisqu'il s'agit de vendre son âme au diable. Le langage diabolique nous séduit, nous subjugue et nous fait abdiquer toute réserve. Qu'arrive-t-il à l'élève Törless[128] pour qu'il consente à assister soir après soir à la torture d'un de ses camarades de promotion sans jamais

---

[127] J.W. Goethe, *Faust* (traduction Gérard de Nerval), Flammarion, 1999

[128] R. Musil, *Le désarroi de l'élève Törless*, Seuil, 1995

protester ? Il se laisse séduire par le discours de ses camarades et finit par jouir de la souffrance d'autrui.

La manipulation des affects

Dans son ouvrage *Les émotions contre la démocratie*[129], la sociologue Eva Illouz analyse le discours de ce qu'elle appelle les *populismes* en montrant comment leur langage sur les émotions menace la démocratie en occultant la réalité des faits, en brouillant la notion de vérité et d'objectivité. La manipulation s'engouffre dans les failles du langage et utilise la vulnérabilité du sujet en soufflant sur les braises de cinq émotions, quatre affects bien définis, qui vont réveiller les passions, brouiller la raison, inciter au passage à l'acte violent. Il s'agit de la peur, du dégoût, du ressentiment et du nationalisme.

Pour la sociologue, ces émotions, ainsi flattées par le discours politique *« engendrent ou appellent des formes directes ou indirectes de violence, d'ostracisme, de censure ou d'agression physique ; elles annulent la légitimité même des positions différentes des leurs ; elles sont promptes à percevoir les rivaux politiques comme des traîtres ; elles font appel à un noyau imaginaire de grandeur et d'authenticité de la nation que les gens sont appelés à vénérer et à aimer inconditionnellement ; elles sont souvent alimentées par des récits de victimisation et de danger imminent ».*

Les discours politiques évoquent d'abord l'idée d'un danger imminent. Un ennemi désigné menace la société et provoque une *peur existentielle*. Le groupe se rassemble alors autour de cette peur, pour mieux exclure l'ennemi menaçant. Cette peur brouille la distinction entre dangers réels et imaginaires, divise le monde entre

[129] E. Illouz, *Les émotions contre la démocratie,* éd. Premier Parallèle, 2022

amis et ennemis mortels, Nous et Eux, étouffe la pensée complexe. La manipulation politique et langagière consiste à utiliser des éléments d'hostilité en les puisant dans l'histoire, dans des récits imaginaires, ou dans les faits divers. Des faits isolés, des fantasmes des rumeurs, une interprétation erronée de l'histoire, entretiennent la peur. Le sujet est toujours vulnérable à l'idée *d'un autre menaçant*.

L'ennemi identifié devient ensuite l'objet du *dégoût*. Le langage politique entretient ce dégoût pour aggraver les effets de la peur et pour tracer la frontière entre le pur et l'impur, entre les fidèles et les infidèles, entre les civilisés et les non civilisés, entre Eux et Nous. Là aussi les fantasmes abondent pour susciter le dégoût de l'ennemi, cet autre, désigné menaçant. Cet affect peut se traduire par la déshumanisation de l'autre menaçant, auquel on peut donner des noms d'animaux qui suscitent eux-mêmes le dégoût (cafards, poux, rats) ou les affubler de récits fantasmés décrivant des conduites ou des comportements répugnants.

Le discours politique souffle ensuite sur les braises du *ressentiment*. Chacun peut se sentir à titre individuel injustement traité, frustré, au profit de l'autre, favorisé par l'histoire, par le système ou, tout simplement par la vie. Les récits de victimisation abondent. Au nom d'une *justice absolue, égale pour tous,* se développe les fantasmes de haine, de vengeance. On songe à l'homme du sous-sol de Dostoïevski.

Enfin, Eva Illouz souligne l'utilisation du *nationalisme*, affect ambivalent, qui se cache derrière un sentiment noble – l'amour de la patrie – pour rejeter l'autre, menaçant, haïssable, dégoûtant, objet de tous les ressentiments.

La sociologue pointe la vulnérabilité des sujets à un discours politique jouant sur les affects pour susciter la haine de l'autre, en détournant *le logos* de la raison, en libérant les passions tristes. La manipulation des affects poussent les sujets vulnérables à prendre des positions contraires à leurs propres intérêts. Les démocraties, qui se déploient avec la foi dans la vertu de la parole et du dialogue, s'en trouvent effectivement menacées. On interroge le statut de l'interdit, soupçonné de servir le privilège de quelques-uns en entravant la liberté du « peuple », on remet en cause le statut de la vérité, celle des puissants. On vient réveiller le retour du refoulé pour « dire tout haut, ce que chacun pense tout bas ». On joue sur l'ambivalence du sujet et sur les failles du langage.

La manipulation des concepts

Dans son roman dystopique, *1984*, écrit en 1948, Georges Orwell qui a parfaitement observé le fonctionnement du stalinisme, décrit une société « imaginaire », soumise au totalitarisme. Il montre de manière magistrale comment en appauvrissant la langue à l'extrême on peut rendre toute pensée impossible. Le parti du dictateur *Big Brother*, met au point une langue nouvelle destinée à se substituer à l'ancienne. La *novlangue* a pour but d'empêcher de formuler, et par conséquent de concevoir certaines idées, jugées dangereuses par le pouvoir. L'objectif est d'appauvrir la langue, d'anéantir les concepts, pour empêcher toute pensée subversive, toute représentation de la réalité qui ne soit pas réalité officielle voulu par le parti. Une police de la pensée traque les *crimes de pensée*, que la Novlangue vise à rendre impossible en manipulant la langue. On s'appuie sur ce qu'on appelle le processus de double-pensée selon laquelle les concepts de sens contraire peuvent fusionner en un seul et même sens. Les trois slogans du parti reflète ce processus :

- *La guerre, c'est la paix.*

- *La liberté, c'est l'esclavage.*
- *L'ignorance, c'est la force.*

L'un des personnages du roman, un certain Winston Smith qui travaille au ministère de la Vérité – *La vérité, c'est le mensonge* – et dont le rôle est de réviser l'Histoire pour la mettre au service du parti au pouvoir, expose le véritable but de la Novlangue :

« Ne voyez-vous pas qu'il s'agit de restreindre les limites de la pensée ? À la fin, nous rendrons littéralement impossible le crime par la pensée car il n'y aura plus de mots pour l'exprimer. Tous les concepts nécessaires seront exprimés chacun exactement par un seul mot dont le sens sera délimité. Toutes les significations subsidiaires seront supprimées et oubliées [...]. Le processus continuera encore longtemps après que vous et moi nous serons morts. Chaque année, il y aura de moins en moins de mots, et le champ de la conscience sera de plus en plus restreint. Il n'y a plus, dès maintenant, c'est certain, d'excuse ou de raison au crime par la pensée. C'est simplement une question de discipline personnelle, de maîtrise de soi-même. Mais même cette discipline sera inutile en fin de compte. La Révolution sera complète quand le langage sera parfait. [...] Vers 2050, plus tôt probablement, toute connaissance de l'ancienne langue aura disparu. Toute la littérature du passé aura été détruite. Chaucer, Shakespeare, Milton, Byron n'existeront plus qu'en versions novlangue. Ils ne seront pas changés simplement en quelque chose de différent, ils seront changés en quelque chose qui sera le contraire de ce qu'ils étaient jusque-là. Même la littérature du Parti changera. Même les slogans changeront. Comment pourrait-il y avoir une devise comme *La liberté c'est l'esclavage* alors que le concept même de la liberté aura été aboli ? [...] En fait, il n'y aura pas de pensée telle que nous la comprenons maintenant. Orthodoxie signifie nonpensant, qui n'a pas besoin de pensée, l'orthodoxie, c'est l'inconscience. »[130]

Manipulation de l'histoire, vérité univoque, attaque contre la langue, contre l'ordre symbolique, contre la culture, annihilation des concepts, destruction de l'altérité, retour à la confusion et à l'indifférenciation, telle est la politique totalitaire décryptée par Georges Orwell, grand observateur de la société stalinienne.

La langue de la haine, la langue du 3ème Reich

Victor Klemperer est un romaniste et philologue, juif allemand. Il reste en Allemagne quand les nazis arrivent au pouvoir. « Je suis Allemand, les nazis ne le sont pas ». Il passe dans la clandestinité et tient un journal secret de 1933 à 1945 où il analyse la langue de la haine, celle des nazis, celle qui devient la langue officielle et qui contamine toute la société. Il étudie les discours radiodiffusés d'Adolf Hitler ou de Goebbels, mais également les faire-part de naissance et de décès, les journaux, les livres, les brochures, les conversations. IL témoigne de la destruction de la culture et de l'esprit allemand par la langue nazie, qui transforme le pays. Les pages du journal sont écrites à la sauvette et immédiatement transmises à des amis de confiance, qui les tiendront cachées jusqu'à la fin. Pour l'auteur, ce journal est un acte de résistance et de survie.

En 1947, il tire de son journal un livre : "*LTI, Lingua Tertii Imperii, la langue du IIIe Reich*", qui décrit méthodiquement la façon dont les mots de la propagande nazie s'immiscent dans les pensées et imprègnent les comportements Le titre *LTI* est une abréviation, en référence à l'usage surabondant que le régime nazi faisait

---

[130] G. Orwells, *1984,* Gallimard, 1972, chap. V.

des sigles, pour susciter la mécanisation du langage, la déshumanisation des êtres, en créant un statut d'initié autour d'un code partagé. La rhétorique du IIIe Reich, analyse Klemperer dans son livre, vise en priorité les affects, et non la pensée qu'elle cherche à éliminer.

« Le nazisme s'insinua dans la chair et le sang du grand nombre à travers des expressions isolées, des tournures, des formes syntaxiques qui s'imposaient à des millions d'exemplaires et qui furent adoptées de façon mécanique et inconsciente. [...] la langue dirige aussi mes sentiments, elle régit tout mon être moral d'autant plus naturellement que je m'en remets inconsciemment à elle. Et qu'arrive-t-il si cette langue cultivée est constituée d'éléments toxiques ou si l'on en fait le vecteur de substances toxiques ? Les mots peuvent être comme de minuscules doses d'arsenic : on les avale sans y prendre garde, elles semblent ne faire aucun effet, et voilà qu'après quelque temps l'effet toxique se fait sentir. Si quelqu'un, au lieu *d'héroïque et vertueux*, dit pendant assez longtemps *fanatique*, il finira par croire vraiment qu'un fanatique est un héros vertueux et que, sans fanatisme, on ne peut être un héros. »[131]

La LTI éprouve « une *haine de la pensée* », écrit-il. Notons que Georges Orwell, un an plus tard, en 1948, parle de *crime de pensée* en évoquant l'anéantissement de la pensée par la destruction de la langue. Les nazis se sont employés à mal nommer les choses, avec la volonté de décerveler un peuple et de l'asservir. Nous avons tous des exemples de cette LTI qui nous viennent à l'esprit en pensant à cette période. *La solution finale* est l'un d'eux. C'est une expression à première vue assez banale pour cacher en le désignant le plus monstrueux des crimes

---

[131] V. Klemperer, *LTI, Lingua Tertii Imperii, La langue du IIIème Reich*, Pocket, 2003, p. 38

commis par l'humain. Le *morceau,* est un concept qui servait à désigner en les réifiant les déportés. Le *fanatisme* devient synonyme *d'héroïsme vertueux*. Le *peuple* est inlassablement martelé pour effacer l'individu : la fête du peuple, le camarade du peuple, la communauté du peuple, proche du peuple, étranger au peuple, issu du peuple, la voiture du peuple. Et puis il y a aussi l'usage des superlatifs, qui créent l'emphase, des mots étrangers, des prénoms germaniques ou germanisés donnés aux nouveau-nés, le langage sportif et plus particulièrement celui de la boxe.

L'œuvre de Klemperer est une contribution majeure à la description du langage diabolique cherchant à détruire l'interdit en flattant le désir de toute-puissance, en libérant la haine de l'autre, en détruisant l'ordre symbolique.

Conclusion

Face aux limites qui le constituent, le sujet global, complexe, singulier, divisé entre conscient et inconscient, se heurte au manque, à l'incomplétude, au non-savoir, à la non-maîtrise, au non-moi, à l'éphémère, à la solitude, au doute, à l'incertain, à l'énigme, au secret, à l'obligation de faire des choix, des ajustements, et des compromis de vie. Il est confronté à une double réalité, une réalité objective, indépendante de lui, et une réalité subjective, qui échoue à englober la totalité. Il sent une menace potentielle dans ce qui lui échappe, dans ce qui lui manque : une menace de chaos. L'autre est vécu comme un obstacle à ma liberté, puisque le visage de l'autre[132] me rappelle que je ne peux pas tout faire, qu'il y a un interdit, une éthique. Il est vécu également comme une menace potentielle, puisqu'il est poussé par le même désir de toute-puissance que moi, désir secret de la destruction de l'autre. Mais je ne peux pas me passer de lui. Je suis un être social, en quête d'identité et d'amour, animé par le désir d'être tout et la peur de n'être rien. Lui aussi. Je suis embarqué dans le même bateau que lui, nous partageons la même condition, nous nous heurtons aux mêmes limites. Rencontrer l'autre, avec son regard, avec son jugement, avec sa pensée, avec son désir, est toujours un risque à courir. Nul ne se donne à connaître d'emblée. Il y a du secret, des masques, des rôles, une apparence. Le sujet est une *personne*. Le mot personne

[132] E. Levinas, *Éthique et infini,* Livre de poche, 1984

renvoie aussi bien à la présence qu'à l'absence, ce qu'illustre parfaitement la réplique d'Ulysse au cyclope : « Mon nom est 'Personne' ». L'étymologie renvoie au verbe latin *personare*, parler au travers, et le nom *persona* désigne à la fois le masque de l'acteur de théâtre, et la voix qui parle à travers le masque. Autrement dit, la personne est présente absente derrière le personnage qu'elle interprète.

La rencontre évolue entre confiance et défiance, entre désir d'être tout et peur de n'être rien, entre désir de reconnaissance et risque d'être ignoré, incompris, détourné, méprisé, humilié, rejeté. La relation d'altérité est une relation ambivalente, soumise à deux forces contraires amour/haine, relation passionnelle, obsessionnelle, entre dépendance et autonomie, où se déploie l'ajustement, la possibilité de ne pas tout dire, l'inquiétante étrangeté. Je peux éprouver avec l'autre un sentiment de fraternité devant l'énigme, devant la condition humaine partagée, devant la même difficulté à faire face aux limites, mais je peux éprouver aussi rivalité, jalousie, envie, agressivité, haine. L'autre est alors envisagé comme une menace potentielle, existentielle. La rencontre vraie, l'amour, constituent des moments de grâce partagée où se retrouve quelque chose de cette nostalgie du paradis perdu, du désir-interdit, mis à distance, transposé, sublimé, symbolisé. Mais cela suppose une ouverture à l'autre, l'acceptation des limites, l'acceptation de l'incertitude, l'acceptation de la non-maîtrise, du non-savoir, l'acceptation d'une part secrète, privée, intime. C'est le « beau risque » à courir, selon la formule d'Edgar Morin pour évoquer l'amour.

Dans l'une de ses pièces de théâtre[133], Molière met en scène un misanthrope, Alceste, qui développe une véritable haine de l'humanité. Au nom d'une vertu absolue dont il se revendique, il fustige l'hypocrisie et les mœurs de son temps. Il reproche à ses semblables une méchanceté, une

---

[133] Molière, *Le misanthrope*, Folio Classique, 2013

grande malhonnêteté. Ils mentent. Ils se complaisent dans le vice. « Cette haine ne souffre-t-elle pas une ou deux exceptions ? », interroge son ami Philinte.

« Non, elle est générale, et je hais tous les hommes
Les uns, parce qu'ils sont méchants, et malfaisants
Et les autres, pour être aux méchants, complaisants
Et n'avoir pas, pour eux, ces haines vigoureuses
Que doit donner le vice aux âmes vertueuses ».

Philinte juge les exigences d'Alceste excessives, déplacées, radicales, impossibles. N'est-il pas préférable d'accepter nos limites, celles de la condition humaine, pour pouvoir vivre au mieux, en meilleure harmonie avec ce que nous sommes ?

« Mon Dieu, des mœurs du temps, mettons-nous moins en peine
Et faisons un peu grâce à la nature humaine
Ne l'examinons point dans la grande rigueur
Et voyons ses défauts, avec quelque douceur. »

Philinte fait l'éloge de la prudence, de la nuance, du compromis, du secret, de la nécessité du mensonge en société. Alceste s'y oppose violemment. Il exige du genre humain une vertu absolue. Et nous comprenons vite que derrière ce rêve d'un monde absolu, idéal, sans compromis, parfait, où chacun ferait preuve de pureté vertueuse, où le mensonge, l'hypocrisie, le secret, seraient bannis, notre misanthrope exprime la haine de l'altérité, de la Loi, de l'interdit. Le masque de la vertu la plus pure, élevée au niveau d'absolu, cache en réalité un désir de toute-puissance qui échoue à se réaliser, laissant Alceste aux prises avec la frustration, la détestation de l'autre, la haine, le dégoût, le ressentiment. Le misanthrope met en avant l'interdit pour mieux libérer en secret le désir. Il est victime d'un interdit que les autres ne respectent pas, mais qu'il respecte, lui, seul contre tous, à la perfection. L'incompris vertueux s'installe dans la victimisation, répudie l'humanité et cherche à se retirer du monde.

« *Je vais sortir d'un gouffre où triomphe les vices*
Et chercher sur la terre en endroit écarté
Où être homme d'honneur on ait la liberté ».

Pour Alceste, cet « endroit écarté » sans altérité, est l'ultime tentative pour retrouver la nostalgie du paradis perdu où régnait l'illusion d'être tout. Mais il y a Célimène. Et l'amour qu'il éprouve pour elle l'empêche de se réfugier dans la solitude de *l'endroit écarté.* Il est amoureux tout en éprouvant cette aversion haineuse contre tous les humains. La contradiction est là, la contrariété aussi. « Le cœur a ses raisons que la raison ne connaît point », dirait Pascal. Célimène, tant aimée, est l'exact reflet de la nature humaine exécrée. Elle a ce défaut qu'il ne supporte pas, l'hypocrisie. Elle lui ment, elle a des secrets. Elle le trompe. C'est que l'autre, par définition, échappe toujours. Il a sa propre histoire, sa propre manière de donner du sens à ce qu'il est en train de vivre, sa propre manière d'organiser ses systèmes de défense. Alceste se justifie en reconnaissant cette contradiction.

« *C'est ainsi qu'un amant, dont l'ardeur est extrême,*
Aime jusqu'aux défauts des personnes qu'il aime ».

Mais si Alceste est malheureux, parce que Célimène lui échappe, il ne désespère pas de l'aliéner à son désir et de lui faire partager son aversion pour le genre humain. Il lui propose de se retirer avec elle dans son désert :

« *Et que dans mon désert, où j'ai fait vœu de vivre,*
Vous soyez, sans tarder, résolue à me suivre ».

Célimène refuse la proposition délirante de s'isoler du monde pour vivre avec lui comme un ermite, en s'imposant une sorte de retraite religieuse :

« *Moi renoncer au monde avant que de vieillir*
Et dans votre désert aller m'ensevelir ?
La solitude effraye une âme de vingt ans

Je ne sens point la mienne assez grande, assez forte
Pour me résoudre à prendre un destin de la sorte ».

Sous couvert de dénoncer les mœurs de la cour de Louis XIV, Molière nous aide à comprendre toute l'ambivalence du sujet confronté à l'altérité et à la Loi. La détestation haineuse dirigée par Alceste contre le genre humain est en réalité une haine de l'interdit, une haine des limites qui fondent sa condition. Derrière le masque des valeurs nobles énoncées à grands cris « transparence, honnêteté, sincérité, vérité », qui rendent insupportables toute duplicité, tout mensonge et toute hypocrisie, se cache la noirceur qui ne peut être dite : un désir d'emprise, un désir de toute puissance. Car le désir d'Alceste est d'aliéner le désir de Célimène au sien, d'exercer une emprise, de l'annihiler, de la réifier. Si l'amour est cette faiblesse, acceptée, reconnue, qui retient le misanthrope dans la société des Hommes qu'il exècre, c'est à la condition d'annihiler l'autre pour retrouver la toute-puissance perdue. Ainsi se joue chez Alceste la dualité amour / haine. « L'effroyable haine dirigée contre la nature humaine » n'empêche pas Alceste d'être amoureux de Célimène, qui se montre elle-même terriblement humaine, donc haïssable. Et cette faiblesse, ce désir d'être aimé absolument, renvoie Alceste à cette humanité qu'il déteste chez l'autre : le désir d'être tout et la peur de n'être rien. L'ambivalence amour / haine se lit dans la souffrance d'Alceste qui, pour ne pas renoncer au désir-interdit, attaque l'interdit et voit son désir échouer, en reprochant à l'autre, par un jeu de miroir, de vivre sans interdit. C'est dire que *l'effroyable haine* conçue par Alceste contre *la nature humaine* est en réalité une haine de lui-même. La haine de l'autre, formulée par Alceste, se comprend comme une haine de soi détournée, comme un exutoire, un antidote, un dérivatif à la haine de soi, enrobée dans un désir de pureté vertueuse que les autres, par le truchement de Célimène, viennent entraver.

Se soumettre au seul interdit, c'est brimer le désir jusqu'à provoquer son atonie et sa détumescence. C'est aussi s'effacer en tant que sujet de désir, rendre toute recherche, toute critique sociale et politique impossible. Il ne s'agit pas de tuer le rêve, de renoncer à élaborer une société plus juste, plus respectueuse de chacun, plus fraternelle. Il ne s'agit pas non plus de renoncer à apprendre et à maîtriser davantage. Mais *n'être sensible qu'à son seul désir*, c'est attaquer la loi, rejeter l'éthique, chercher la totalité, détester l'altérité, haïr la diversité, provoquer la guerre de tous contre tous, rejeter la condition humaine, rejoindre l'inhumain.

La dualité dynamique désir / interdit doit fonctionner à plein. Les deux forces antagonistes et solidaires, liées entre elles, se livrent un combat permanent pour se tempérer mutuellement dans un équilibre toujours instable, toujours susceptible d'être remis en question. Le danger est de *trop obéir à l'interdit* ou *de trop lui désobéir* et il y a l'autre version du danger : trop obéir au désir ou trop lui désobéir. Grâce à cet équilibre instable, le sujet investigateur peut partir à la recherche du savoir, de la vérité, de la liberté, de l'altérité, de l'amour tout en acceptant le manque, l'incertitude, la pensée divergente ; tout en acceptant l'incomplétude du savoir, de la vérité et de la liberté ; tout en acceptant le désir de l'autre sans chercher à l'aliéner au sien. L'interdit constitue pour le désir une butée, qui, loin de l'annihiler, le relance en le détournant de son but initial, en le conduisant vers un autre objet, qu'il prend pour le but. L'objet du désir est alors partiel et non total, tiers et non premier. Le désir est alors celui qui pousse à la recherche d'un savoir plus large, d'une vérité encore à découvrir, d'une plus grande attention à l'autre, d'un amour respectueux de l'altérité. L'interdit lance à l'homme un défi pour faire vivre le désir d'un objet tiers qui se tient à la place du but. Ce défi est celui de la consigne que l'artiste s'impose à lui-même. C'est le défi de la création. Et c'est cette création qui procure à l'être humain, le plaisir de penser, le plaisir d'apprendre, le plaisir d'aimer. Là se trouve « le beau risque à courir » : faire une place en soi pour accueillir l'autre. La limite posée par l'interdit est la condition de cette création. Et cette création n'est possible que si l'on accepte l'inéluctable castration, la perte de la totalité, de l'absolu, de la pureté, de l'innocence, de l'immédiateté, de l'accès au sens par contact direct. C'est renoncer au simple, à l'immuable, au prévisible, à la transparence, au fixe pour s'engager dans l'incertain, le complexe, le mouvant, le secret, le jeu, l'inachevé. C'est le désir de toute-puissance bridé, enfoui, caché dans l'inconscient, qui donne l'impulsion au plaisir de la recherche, au plaisir de penser, au plaisir d'apprendre, au plaisir de la rencontre, au plaisir d'aimer, au plaisir de créer, avec des objets partiel, incomplets, inachevés, incapables d'arrêter le mouvement. Mais ce désir de toute-puissance, en guerre contre ce qui lui fait obstacle, l'interdit, menace toujours de faire retour.

Les discours politiques manipulateurs peuvent alors s'en donner à cœur joie. Ils soufflent sur les braises du déplaisir et de l'insatisfaction liés à la castration en dénonçant le vain espoir de la sublimation. Ils soufflent sur les braises de la frustration. Ils font l'apologie de l'absolu, de la pureté, de la perfection, de la totalité. Et ils éveillent la haine de l'autre, l'aversion haineuse contre la culture, contre le langage symbolique qui portent en eux les stigmates de l'interdit, du manque et de l'incomplétude. Ils fustigent le savoir inachevé, les vérités incomplètes, la liberté totale entravée, la justice imparfaite. Ils flattent le ressentiment, entretiennent le dégoût. Ils avancent masqués et cachent le désir honteux de toute-puissance derrière des mots nobles : « être audacieux et authentique, dire tout haut ce que chacun pense tout bas, mettre à bas l'hypocrisie générale, se libérer du carcan de la bien-pensance ». Pour ne pas rester seuls, comme Alceste, le misanthrope, ou comme *l'homme du sous-sol* de Dostoïevski, leurs mots vertueux rassemblent le groupe derrière un *Nous*. Et on se raconte des histoires. Ce *Nous* est intelligent, pur, vertueux, respectueux de l'interdit, mais il est victime d'une injustice. Il est menacé par d'autres, un groupe hostile : *Eux*. *Eux* sont retors, égoïstes, sans foi ni loi, comploteurs, et vicieux, soumis eux à leur seul désir sans limite. La menace peut être réelle ou purement fantasmée. Les manipulateurs dénoncent alors le secret qui leur est imposé par les vérités officielles : « *on nous cache tout, on ne nous dit rien* ». *Eux*, ne disent pas tout ce qu'ils savent pour garder la toute-puissance pour eux et l'exercer contre *Nous*. Ce qu'ils présentent comme des savoirs ne le sont pas, puisque ce sont des savoirs mouvants, instables, inachevés, incapables de remonter à la racine des pourquoi. Ils sont utilisés, malignement contre *Nous* pour imposer des vérités trompeuses, induire en erreur et nous dominer. A la recherche de la vraie vérité, la vérité absolue, celle qui explique tout, où chaque effet est relié à une cause, où la contingence n'existe plus, où l'énigme est définitivement résolue, tel se définit alors le groupe des *Nous*.

Les manipulateurs de la haine, on le comprend, labourent un terrain fertile, puisqu'il vont chercher le sujet sur son point sensible, celui de sa vulnérabilité, celui du tiraillement entre le désir et l'interdit, celui de l'insatisfaction et du déplaisir provoqué par la castration qui impose le manque et l'incomplétude comme une donnée fondamentale du sujet et de son rapport au monde. Ils jouent sur l'effet de contagion du groupe ou de la meute, sur le sentiment d'appartenance qui rassure et qui permet au sujet de fuir une solitude qui peut être effrayante, lorsqu'il se retrouve seul contre tous, pour affirmer son identité de sujet radicalement singulier. Et puis surtout, ces manipulateurs de la haine s'appuient sur un désir légitime, que nous partageons tous : le droit de critiquer les vérités officielles, d'élaborer un savoir plus abouti, de construire un monde plus juste, plus moral.

Dans ces conditions, comment aider le sujet à contenir ses pulsions destructrices et à résister aux assauts de ceux qui se présentent à eux avec la séduction de Méphistophélès : « je suis une partie de cette force qui veut toujours le mal et produit pourtant le bien » ? Il n'y a pas de recette valable pour tous car le sujet est irréductible et radicalement singulier. Tout le monde n'est pas vulnérable de la même façon. Il y a en revanche des outils possibles qui peuvent s'appuyer sur les processus psychiques qui eux sont universels, notamment la castration, l'acceptation de la perte, la transgression initiatique, et la sublimation, la capacité à différer ailleurs et dans le temps le but pulsionnel. Le sujet vulnérable est plus ou moins bien armé pour mettre en œuvre ces processus psychiques. Il doit effectuer un gros travail sur lui-même : accepter de ne pas tout savoir, de ne pas tout maîtriser, de ne pas vouloir tout, tout de suite, de prendre le temps de la recherche, rendre acceptable la fréquentation du doute, de l'incertain, du risque, de l'inconnu, du secret, apprendre la patience, l'élaboration progressive, le mouvement, l'écoulement du temps, accepter une part de solitude, aussi., développer une *capacité à être seul en présence des autres*, comme dit Winnicott. Le gros travail du sujet porte sur l'enveloppe contenante, filtrante et médiatrice, à la fois limite entre lui et les autres, entre lui et le monde, et également espace potentiel, espace de jeu et de création. Limite et espace qui lui donnent identité et le protègent du chaos, qui se nourrit sans cesse des rencontres, des lectures, des situations traversées.

Comme l'amour, la haine est liée à la pulsion de vie. Il n'est possible que de la contenir en la déplaçant et en la différant dans des objets tiers, incomplets, partiels. Il s'agit donc de tout faire pour s'appuyer sur les forces de sublimation pulsionnelle. C'est travailler sur *l'éducation, le soin, la culture, les arts,* en proposant à chacun, tant que faire se peut, une place digne, respectueuse, équitable et juste, c'est-à-dire une reconnaissance de la valeur sociale et humaine du sujet, quelle que soit sa condition, sa religion, sa culture et sa façon de penser. C'est un double mouvement, un double impératif moral, qui demande à la fois un travail de la société et un travail du sujet. Et ce n'est pas si simple. Le manque est une donnée de la condition humaine et le sujet reste aux prises avec son désir de complétude et d'absolu. Les sociétés démocratiques ne peuvent être *absolument* justes, équitables et respectueuses ; les sujets ne peuvent pas échapper *absolument* à l'insatisfaction, au sentiment d'injustice, au sentiment d'humiliation, aussi, parfois. Et les forces de destruction tapies dans l'ombre ne désarment jamais. Elles s'engouffrent dans les imperfections, flattent les petites frustrations de la vie, jouent sur le sentiment victimaire, réveillent le sentiment d'injustice, encouragent le désir de vengeance, soufflent sur les braises du ressentiment et de la haine. La haine de la culture et de la pensée passe par l'utilisation d'un langage perverti, diabolique, qui joue sur les affects et la confusion, qui pousse le sujet à sortir du champ symbolique, à déconstruire la sublimation.

Parmi les outils qu'il est possible d'utiliser pour renforcer les forces de sublimation pulsionnelle, il y a tout ce qui peut nourrir et enrichir l'enveloppe contenante – *moi-peau, moi-pensant, moi-secret* – le langage symbolique, la culture collective et la culture personnelle. Cette enveloppe dégage et libère, entre le sujet et autrui, entre le sujet et le réel impossible, un espace de jeu, un espace potentiel, un champ des possibles, symbolique qui vient contenir l'imaginaire, un filtre. La lecture, l'écriture, l'écoute suscitent l'empathie et permettent en même temps de transposer ou de reconnaître quelque chose de soi, de ses propres émotions, sur un objet extérieur, sur un non-moi, ce qui est une manière de différer, de prendre du recul de mieux comprendre ce qui se passe en soi.

Ainsi, le travail sur les mythes proposé par le psychopédagogue Serge Boimare[134] peut se comprendre comme un outil pour renforcer la sublimation pulsionnelle. Préoccupé par les enfants confrontés à la peur d'apprendre, qui suppose l'acceptation des limites, la fin de la toute-puissance, la reconnaissance de l'altérité, le temps suspendu la recherche, l'incertitude, etc., Serge Boimare préconise la médiation culturelle du mythe. « *Travailler avec ces élèves sur un mythe comme celui d'Héraclès peut être fructueux. Ce héros grec, symbole même de la virilité et de la force, a tué, dans son enfance, son professeur de lyre parce que celui-ci avait imaginé une nouvelle méthode pour déplacer ses doigts sur les cordes. Le mythe nous raconte les épreuves qui ont été imposées à Héraclès par les siens afin qu'il s'affranchisse de la violence de ses pulsions et qu'il respecte les règles de la société dans laquelle il vivait. Remarquable leçon de pédagogie : les degrés que franchit le héros jusqu'à la quiétude ne sont-ils pas une figuration allégorique du chemin que nous avons à faire accomplir à ces enfants, souvent violents, dont nous avons l'ambition de restaurer la pensée ?...* Il s'agit alors de permettre aux questions brûlantes et aux inquiétudes premières d'avoir droit de cité à l'école. Mais pas n'importe comment, elles devront être contenues, figurées dans un registre symbolique, dans une métaphore qui les mettra en forme et les atténuera. Le mythe joue ce rôle. Mais il convient dans le même temps, de leur offrir le fil pour s'en éloigner et aménager un cadre où le passage à l'abstraction et à la règle deviendra possible. Pour comprendre ce double rôle de la médiation, je prendrai exemple sur Jules Verne,

---

[134] S. Boimare, Des mythes pour refonder une culture commune, dans la revue Projet n°352, 2016, pp. 69-75

qui pratique ainsi tout au long de ses romans, n'hésitant pas à ramener son lecteur au plus près des angoisses archaïques avant de lui proposer un cheminement scientifique... Et j'en arrive au second principe à respecter pour ne pas dénaturer le cadre pédagogique : prendre appui sur ce support, sur cette médiation symbolique et surtout ne pas le délaisser pour aborder les apprentissages, y compris ceux qui sont le plus éloignés de toutes ces préoccupations. C'est à mon avis la meilleure façon de donner une chance à ces enfants et à ces adolescents qui ont un lourd passif scolaire : pouvoir supporter la limite et le renoncement qui vont avec la pensée »[135]

Apaiser les angoisses archaïques et la violence des émotions en utilisant des mythes, des contes, des récits divers, pour pouvoir supporter les limites, le manque, la perte de l'omnipotence, c'est trouver un chemin pour restaurer la pensée en acceptant ce qui la fonde.

Nous trouvons chez le philosophe Matthew Lipman[136] une réflexion et une pratique intéressante dans le domaine de l'éducation et de l'enseignement. Pour sortir les élèves de la passivité de la répétition à laquelle confronte l'enseignement traditionnel, et pour découvrir le plaisir de penser, le philosophe canadien propose d'introduire des ateliers de philosophie dès les classes de l'école primaire. Non pour étudier les grands textes de la philosophie, mais pour créer une communauté de recherche autour des grandes questions que se pose l'enfant et que l'Homme s'est toujours posé sans pour autant apporter de réponses définitives ou tranchées, laissant toute sa place à l'énigme et à l'inachèvement du savoir. Il s'agit alors d'apprendre à penser, à s'exprimer, à s'écouter les uns les autres, à

---

[135] S. Boimare, *L'enfant et la peur d'apprendre*, Dunod, 1999, pp. 22-24

[136] M. Lipman, *A l'école de la pensée. Enseigner une pensée holistique*, ed. De Boek, 1996

élaborer collectivement des réponses possibles. Le savoir change alors de statut, il ne s'élabore pas dans la répétition de ce qui s'affirme en vérité venu de toute la hauteur de celui qui sait – le maître – mais dans un dialogue collectif, introduit par un conte, lu à tour de rôle, qui déclenche des questions. Le groupe s'accorde alors pour en choisir une. Pour y répondre, les élèves émettent d'abord des opinions vagues, généralisent à tort, tentent de définir une notion, donne des contre-exemples, formulent des hypothèses sur la base de leur propre expérience, se clarifient, s'approprient les idées d'un autre, acceptent les critiques et s'entraident pour trouver une conclusion. « Ce dialogue qui tente de se conformer à la logique, qui avance comme un voilier au gré du vent, finit par ressembler, dans son processus, à la pensée elle-même »[137]

Pour avoir pratiqué ces ateliers, je peux témoigner de la joie éprouvée par les élèves, du plaisir de penser, du plaisir de trouver une place parmi les autres dans cette activité de recherche en communauté, du plaisir d'être ensemble. Le sujet, ici l'élève, cherche à être reconnu dans la pertinence de ses choix, de sa pensée, de ses récits, dans ce qui constitue son identité, radicalement singulière, complexe. L'attention à l'autre, la capacité de sollicitude est corrélée à cette quête. La haine renvoie à l'humiliation que fait peser la menace de l'indifférence, de la non-reconnaissance, du mépris, du rejet, du non-respect. Il existe des outils pour renforcer son attention à l'autre, l'écouter, le regarder, l'aider à reformuler, utiliser la force et la vertu du langage, non pour manipuler mais pour aider à advenir à sa singularité radicale, en jouant avec l'objet culturel commun. Offrir des espaces où l'on peut prendre le temps de se parler, de s'écouter, de chercher à se comprendre, de créer ensemble des récits des savoirs, renforce le sentiment

[137] M. Lipman, cité par Charles Perragin dans l'article *Présumés capables*, in Philosophie Magazine, N°172, 2023

de fraternité. Ce sont des espaces où l'on apprend à gérer ses émotions, à se méfier de l'immédiateté, à contenir ses impulsions, à prendre le temps d'écouter l'autre, de se mettre à sa place, de s'exprimer avec précision. Le tout, sous l'autorité contenante du maître, qui anime et rappelle la loi, en accueillant chacun avec la même bienveillance. L'ambivalence amour-haine affleure toujours. Mais, dans cette expérience vécue, collective, qu'il s'agisse de la lecture du mythe ou de l'atelier de philosophie, l'autre est vraiment mon semblable. Il a la même capacité que moi à garder des secrets, à ne pas tout dire, à énoncer le vrai et le faux, à jouer, à créer, à chercher à savoir, à chercher à maitriser son expression et son écoute. Et il met sa pierre à l'édification commune de ce qui constitue l'objet culturel commun.

Ces deux exemples ne sont pas exhaustifs. Être conscient des forces en présence qui se combattent à l'intérieur de nous, permet sans doute de mieux résister au mouvement destructeur. Il nous appartient de nous méfier constamment des vecteurs de haine dont nous sommes porteurs, le plus souvent sans le savoir, de manière spontanée, naturelle et culturelle : généralisations, stéréotypes, préjugés, falsifications de l'histoire, concurrence des mémoires, théories du complot, poids du passé, utilisation diabolique du langage. Renforcer l'éthique, l'éducation, le soin pour renforcer la capacité à différer les pulsions, pour mieux les contenir ; bannir le langage diabolique qui désymbolise, tel est l'enjeu.

Rien n'est gagné d'avance. Rien n'est perdu non plus. L'Homme est capable du pire et du meilleur. La relation d'altérité n'est pas sans risque. Le sujet peut trouver un chemin dans le champ symbolique, qui prend en compte l'interdit, qui offre un autre espace, *un espace potentiel*, espace du jeu et de culture, où il lui est possible de cheminer de manière un peu plus apaisée entre le désir d'être tout et la peur de n'être rien. Là, le plaisir de créer, de penser, de rencontrer, d'aimer est un moment de grâce et d'émerveillement. Là, s'éprouve toute la beauté de la fragilité humaine. Là se trouvent les forces d'équilibre du funambule. Dans ce constat, peut-être : les limites de la finitude, loin d'entraver le sujet dans la jouissance jubilatoire de la création, lui permettent de l'éprouver en le délivrant du vertige angoissant de l'infini.

Bibliographie

T.W. Adorno, (2003) *Éduquer après Auschwitz,* in Modèles critiques, Payot, 1984.

D. Anzieu, *Le Moi-peau*, Dunod, 1995.

D. Anzieu, *Le penser, du Moi-peau au Moi-pensant,* Dunod, 1994.

H. Arendt, *Eichmann à Jérusalem. Rapport sur la banalité du mal*, Gallimard, 1966.

M. Balmary, *La divine origine*, Grasset, 1983.

J. Beillerot, *Désir, désir de savoir, désir d'apprendre*, in Pour une clinique du rapport au savoir, sous la direction de J. Beillerot, C. Blanchard-Laville et N. Mosconi, L'Harmattan, 1996.

Jean Bergeret, *La violence fondamentale*, Dunod, 2014.

S. Boumana, Figures de la révolution africaine, La Découverte, 2014. P. Blanchard, I. Veyrat-Masson (sous la direction de), *La France et son histoire. Enjeux politiques et historiques, stratégies médiatiques,* La Découverte, 2008, Benjamin Stora, *Préface : la France et ses guerres de mémoires.*

S. Boimare, *L'enfant et la peur d'apprendre*, Dunod, 2014.

S. Boimare, *Des mythes pour refonder une culture commune*, dans la revue Projet n° 352, 2016, pp. 69-75

L. Boltanski, *Énigmes et complots. Une enquête à propos d'enquêtes*, Gallimard, 2012.

Y-H Bonello, *Le secret,* PUF, Que sais-je ? 1998.

J.L. Borges, *La bibliothèque de Babel*, in Fictions, Folio Gallimard, 1983.

J.L. Borges, *Funes ou la mémoire*, in Fictions, Folio, Gallimard,1983

G. Bronner, *La démocratie des crédules,* PUF, 2013.

P. Castoriadis-Aulagnier, *Le droit au secret, condition pour pouvoir penser,* in Du secret, NRP, n° 14, automne 1976

A. Césaire, *Discours sur le colonialisme*, suivi de *Discours sur la Négritude*, Présence Africaine, 2004.

Albert Cohen, *Belle du Seigneur*, Gallimard, 1968.

G. Deleuze, F. Guattari, *Qu'est-ce que la philosophie ?* Éditions de Minuit, 1991.

N. Dollez, *Exil et violence politique, les paradoxes de l'oubli,* ères, 2019.

F. Dostoïevski, (1846) *Le double,* Gallimard, Folio, 1980.

F. Dostoïevski, *Les carnets du sous-sol*, traduction André Markowicz, Actes Sud, 1992.

C. Dupuis-Gauthier, *Les destins contrariés de l'amour. L'agressivité et la haine chez Winnicott,* dans Le journal de la psychanalyse de l'enfant, 2016/1 (Vol.6), pp. 95-106

U. Eco, *Le pendule de Foucault*, Grasset, 1990.

C. Enjalbert, *La parole est à vous*, in Philosophie magazine, n° 170.

F. Fanon, *Peau noire, masques blancs*, Seuil, 1962.

M. Ferro, *Le ressentiment dans l'histoire, comprendre notre temps*, Odile Jacob, 2007.

C. Fleury, *Ci-git l'amer, guérir du ressentiment*, Gallimard, 2020.

D. Frischer, *Les enfants du silence et de la reconstruction*, Grasset, 2008.

S. Freud (1915), *Métapsychologie,* Folio Gallimard, 1968

S. Freud, (1915), *Pulsions et destins des pulsions* Petite bibliothèque Payot, 2013.

S. Freud, (1920), *Au-delà du principe de plaisir* in Essais de psychanalyse, Paris, Payot,1981

S. Freud, (1913), *Totem et tabou*, Petite Bibliothèque Payot, 2004

S. Freud (1930) *Malaise dans la culture*, PUF, 2004
S. Freud (1927), *L'avenir d'une illusion*, PUF, 2013
S. Freud, (1919) *L'inquiétante étrangeté*, Folio Gallimard, 1988
S. Freud, (1939) *L'homme Moïse et la religion monothéiste*, Gallimard, 1986.
S. Freud, (1909) *Cinq psychanalyses*, Paris, PUF, 1993.
S. Freud (1917), Un souvenir d'enfance de Léonard de Vinci, Gallimard, 1987.
Saul Friedländer, Kafka, poète de la honte, Seuil 2014.
R. Girard, *La violence et le sacré,* Éditions Grasset et Fasquelle, 1972.
B. Gibello, *La pensée décontenancée*, Bayard éditions, 1995.
A. Green, *Le travail du négatif*, Éditions de Minuit, 1993.
A. Green, Illusions *et désillusions du travail psychanalytique,* Odile Jacob, 2010.
J.W. Goethe, *Faust* (traduction Gérard de Nerval), Flammarion, 1999.
B. Golse, *La symbolisation*, in Le développement affectif de l'enfant, Masson 1994.
T. Hobbes, (1651), *Léviathan ou Matière, forme et puissance de l'Etat chrétien civil,* Gallimard, 2000
Florian Houssier, *Métapsychologie de la violence*, in Enfance et Psy, 2009, n° 45.
E. Illouz, *Les émotions contre la démocratie,* éd. Premier Parallèle, 2022.
Franz Kafka, *La métamorphose,* Folio Classique, 2000.
Mélanie Klein et Joan Rivière, *L'amour et la haine*, Payot et Rivages, 2001.
V. Klemperer, *LTI, Lingua Tertii Imperii, La langue du IIIème Reich*, Pocket, 2003.
J. Laplanche et J-B Pontalis, *Vocabulaire de la psychanalyse,* PUF, 1967.

N. Lapierre, *Causes communes. Des juifs et des Noirs*, Stock, 2012.
C. Levi-Strauss, *La pensée sauvage, Plon, 1962.*
P. Levi, *La trêve, Les cahiers rouges*, Grasset, 2003.
P. Lévi, *Si c'est un homme*, Juillard, 1987.
E. Levinas, *Éthique et infini*, livre de poche, 1984
L. Licata, O. Klein, *Regards croisés sur un passé commun : anciens colonisés et anciens coloniaux face à l'action belge au Congo*, in L'Autre : regards psychosociaux. PUF 2005.
R. Liogier, *Khάos. La promesse trahie de la modernité,* ed. Les liens qui libèrent, 2023
M. Lipman, *A l'école de la pensée. Enseigner une pensée holistique*, ed. De Boek, 1996
S.de Mijolla-Mellor, *Le plaisir de pensée*, PUF, 1992.
Anthony Michel, Geoffrey Grandjean, Jérôme Jamin. *La concurrence mémorielle*, Témoigner. Entre histoire et mémoire, 2015
H. Michaux, *Les grandes épreuves de l'esprit*, Gallimard, Folio, 1993.
Molière, *Le misanthrope*, Folio Classique, 2013
E. Morin, *Introduction à la pensée complexe*, ESF, 1990.
R. Musil, *Le désarroi de l'élève Törless*, Seuil, 1995
G. Netter, *Le Trouble de l'enseignant face à l'échec scolaire d'un enfant adopté*, L'Harmattan, 2005
G. Netter, *L'obscène, approche clinique,* revue *Le sociographe*, n° 69, mars 2020, Champ social.
F. Nietzsche, (1873) *Vérité et mensonge au sens extra-moral,* Folio, 2009
F. Nietzsche, *La volonté de puissance,* Gallimard, 1995
G. Orwell, *1984,* Gallimard Folio, 2020
K. Popper, *Conjectures et réfutations*, Payot, 2006
M. Postic, *La relation éducative,* PUF, 1994,
R.M. Rilke, *Les élégies de Duino* (8ème élégie), Gallimard, 1994
C. Rosset, *Le réel et son double*, Gallimard, 1976

M. Rovere, *Se vouloir du bien et se faire du mal,* Flammarion, 2022

J.P. Sartre, (1952) *Saint Genet, comédien et martyr,* collection Tel n° 377, 2011, Gallimard.

J. Sédat, *La haine dans la construction de la psyché*, in *Adolescence,* 2015/2, p.p. 331-340

V. Smirnoff, *Le squelette dans le placard,* in Du secret, NRP, n° 14, Automne 1976, Gallimard, p.41.

J. Schmidt, *Dictionnaire de la mythologie grecque et romaine,* Larousse, 2017

S. Tisseron, *La honte, psychanalyse d'un lien social*, Dunod, 1992.

M. Wiievorka, *La tentation antisémite dans la France d'aujourd'hui,* Laffont, 2005

D.W. Winnicott, *Agressivité, culpabilité et réparation*, Payot, 2004

D.W. Winnicott, *Jeu et réalité,* Gallimard, 1971

D.W. Winnicott, *De la pédiatrie à la psychanalyse*, Payot, 1993

D.W. Winnicott, *Processus de maturation chez l'enfant*, Payot, 1989

Structures éditoriales du groupe L'Harmattan

L'Harmattan Italie
Via degli Artisti, 15
10124 Torino
harmattan.italia@gmail.com

L'Harmattan Hongrie
Kossuth l. u. 14-16.
1053 Budapest
harmattan@harmattan.hu

L'Harmattan Sénégal
10 VDN en face Mermoz
BP 45034 Dakar-Fann
senharmattan@gmail.com

L'Harmattan Cameroun
TSINGA/FECAFOOT
BP 11486 Yaoundé
inkoukam@gmail.com

L'Harmattan Burkina Faso
Achille Somé – tengnule@hotmail.fr

L'Harmattan Guinée
Almamya, rue KA 028 OKB Agency
BP 3470 Conakry
harmattanguinee@yahoo.fr

L'Harmattan RDC
185, avenue Nyangwe
Commune de Lingwala – Kinshasa
matangilamusadila@yahoo.fr

L'Harmattan Congo
219, avenue Nelson Mandela
BP 2874 Brazzaville
harmattan.congo@yahoo.fr

L'Harmattan Mali
ACI 2000 - Immeuble Mgr Jean Marie Cisse
Bureau 10
BP 145 Bamako-Mali
mali@harmattan.fr

L'Harmattan Togo
Djidjole – Lomé
Maison Amela
face EPP BATOME
ddamela@aol.com

L'Harmattan Côte d'Ivoire
Résidence Karl – Cité des Arts
Abidjan-Cocody
03 BP 1588 Abidjan
espace_harmattan.ci@hotmail.fr

Nos librairies en France

Librairie internationale
16, rue des Écoles
75005 Paris
librairie.internationale@harmattan.fr
01 40 46 79 11
www.librairieharmattan.com

Librairie des savoirs
21, rue des Écoles
75005 Paris
librairie.sh@harmattan.fr
01 46 34 13 71
www.librairieharmattansh.com

Librairie Le Lucernaire
53, rue Notre-Dame-des-Champs
75006 Paris
librairie@lucernaire.fr
01 42 22 67 13

www.ingramcontent.com/pod-product-compliance
Lightning Source LLC
LaVergne TN
LVHW010928061026
849535LV00007B/2294
* 9 7 8 2 3 3 6 4 2 2 8 9 3 *